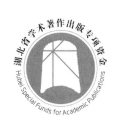

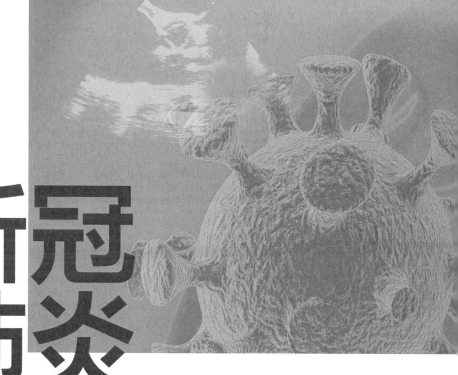

新冠肺炎

肺部超声检查
诊断规范

崔新伍　胡才宝●主编

Diagnostic criteria for
novel coronavirus pneumoniapulmonary
ultrasound examination

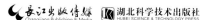长江出版传媒
Changjiang Publishing & Media

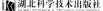湖北科学技术出版社
HUBEI SCIENCE & TECHNOLOGY PRESS

图书在版编目（CIP）数据

新冠肺炎肺部超声检查诊断规范 / 崔新伍，胡才宝主编．—武汉：湖北科学技术出版社，2021.2

ISBN 978-7-5352-9944-4

Ⅰ．①新… Ⅱ．①崔… ②胡… Ⅲ．①日冕形病毒—病毒病—肺炎—超声波诊断—技术规范 Ⅳ．① R563.04-65

中国版本图书馆 CIP 数据核字（2020）第 203086 号

责任编辑：黄国香		封面设计：喻　杨
出版发行：湖北科学技术出版社		电话：027-87679468
地　　址：武汉市雄楚大街 268 号		邮编：430070
（湖北出版文化城 B 座 13-14 层）		
网　　址：http://www.hbstp.com.cn		
印　　刷：武汉精一佳印刷有限公司		邮编：430070

787 毫米 ×1092 毫米	1/16	11.5 印张	260 千字
2021 年 2 月第 1 版			2021 年 2 月第 1 次印刷

定价：108.00 元

《新冠肺炎肺部超声检查诊断规范》
编委会

主　编　崔新伍　胡才宝

副主编　王　茵　刘　敬　徐　亮　李　军

编　者（按姓氏拼音为顺序）

毕　珂（同济大学医学院）

陈绪池（武汉市武昌医院）

崔立刚（北京大学第三医院）

崔晓宾（石河子大学医学院）

崔新伍（华中科技大学同济医学院附属同济医院）

代　剑（武汉市武昌医院）

董　建（石河子大学医学院第一附属医院）

甘　田（武汉大学中南医院 / 武汉雷神山医院）

胡才宝（浙江医院）

黄　斌（浙江医院）

黄　毅（西安市胸科医院）

姜　凡（安徽医科大学第二附属医院）

蒋　猛（华中科技大学同济医学院附属同济医院）

剧　猛（西安市胸科医院）

李　军（石河子大学医学院第一附属医院）

廖锦堂（中南大学湘雅医院）

刘　敬（北京市朝阳区妇幼保健院）

梅　冬（武汉市武昌医院）

彭成忠（浙江省人民医院）

吴　猛（武汉大学中南医院 / 武汉雷神山医院）

王思翰（西安市胸科医院）

王　茵（同济大学附属上海市肺科医院）

徐　亮（武汉市武昌医院）

叶瑞忠（浙江省人民医院）

余文惠（武汉市武昌医院）

余　杨（华中科技大学同济医学院附属同济医院）

张树桐（武汉市中心医院）

郑楚云（西安市胸科医院）

郑齐超（武汉大学中南医院 / 武汉雷神山医院）

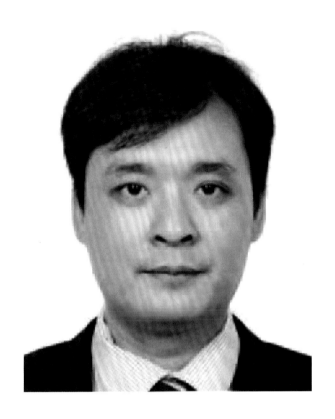

　　崔新伍，教授、副主任医师、博士生导师、博上后导师，华中科技大学附属同济医院超声影像科副主任、中国医药教育协会超声医学专业委员会重症超声学组常务委员、湖北省医学青年拔尖人才、湖北省青年科协副理事长、武汉市中青年医学骨干人才、华中卓越学者。德国法兰克福大学博士毕业，德国维尔茨堡大学教学医院博士后和高级研究员。主要从事腹部、浅表器官及肺部超声诊断与治疗。作为专家参与制定9个国际教科书或临床指南，4个国内临床指南和专家共识。主持和参与各级别课题10多项，发表SCI论文100余篇，总引用次数2000多次，其中36篇论文被16篇国际教科书和临床指南引用48次，多个临床研究成果被写进国际教科书或被国际临床指南以独立段落形式来进行推荐应用。H指数为29。

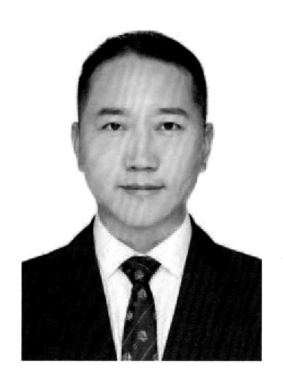

　　胡才宝，博士研究生，副主任医师。浙江医院重症医学科（二）副主任、重症医学住院医师规范化培训基地教学主任。国家临床重点专科（重症医学）核心骨干，浙江省重点创新学科（脓毒症学）后备学科带头人。世界重症超声联盟（WINFOCUS-China）中国联盟主席/国际联络人、世界重症超声联盟国际培训导师、中国医药教育协会超声医学专业委员会重症超声学组主任委员、中国重症超声学院（CCCU）创始人、法语国家重症超声和肺部超声培训中心联盟（CEURF）特邀专家、亚洲急危重症医师协会委员、中国医药教育协会超声医学专业委员会常务委员、浙江省医学会重症医学分会青年委员会秘书等学术任职。

　　曾先后到意大利、比利时、法国等国家研修学习交流，主要研究方向为重症超声及血流动力学监测、多脏器衰竭的救治、脓毒症早期预警诊治等危重病领域。牵头组织制定《感染性肺炎超声诊断专家建议》，组织主译《重症心脏超声》《急危重症超声心动图学》《重症心脏超声血流动力学监测》，副主译主编《重症肺超声》《ICU血流动力学监测：设备与原理》等，发表论文50余篇。

前　言

　　2020 年春节前后，新型冠状病毒在世界各地肆虐，疫情已成为影响全世界的大型突发公共安全事件。新冠病毒传染性强、潜伏期长、迄今无特效药、康复后亦可复阳等特点使得新型冠状病毒肺炎（ COVID-19 ）的防治尤为困难。肺部超声因其快速、便捷、无辐射、能反复评估等优势在新冠肺炎的诊疗中发挥了独特的作用，并且对于危重型患者的检查能与其他监测手段相整合，从而对基础疾病和循环容量等全身情况进行评估。鉴于目前肺部超声技术尚未被广大一线临床医生充分掌握，本书编者们根据自身抗击新冠肺炎的临床超声经验和掌握的肺部超声影像学资料编写了《新冠肺炎肺部超声检查诊断规范》，紧密结合临床应用实际情况，旨在为新冠肺炎的肺部超声诊断操作提供依据，也为肺部超声操作的规范提供参考。

　　本书概述了新冠肺炎的病理生理学特点和影像学特点；重点围绕新冠肺炎肺部超声的诊断流程和超声特征，并给出了超声操作防护规范的建议；介绍了新冠肺炎肺部超声的临床资料分析及典型案例。全书侧重于临床实用性和超声实践性，力求满足一线超声和临床医生在抗击新冠肺炎临床工作中的需求。

　　本书编者均是目前工作在第一线的超声医生或重症医生，对肺部超声诊断应用具有一定的经验。由于临床工作任务繁重，他们为本书的撰写付出了大量的心血，作为主编，我们衷心感谢各位编者在本书的编写和出版过程中所作出的努力。

　　新冠肺炎目前仍在全球大流行，几十万人因此失去生命，我国的输入性病例一直不断，及时总结肺部超声在新冠肺炎诊治方面的经验，有利于服务目前的新冠肺炎诊治以及更好处理将来可能出现的突发状况。

　　由于时间仓促及编写人员的水平所限，书中难免存在不足之处，恳请使用本书的专家同行批评指正。

　　最后，我们坚信人类终将打赢这一战"疫"。

崔新伍　胡才宝

2020 年 8 月

Preface

At the end of 2019, a novel coronavirus (SARS-CoV-2) started as an emerging pathogen for humans and caused a pandemic. Ultrasound is more important than ever with its expanding role in the fight against Corona Virus Disease 2019 (COVID-19). Ultrasound is able to identify findings consistent with COIVD-19, evaluate the severity of the disease and assist to monitor and manage patients by enabling quick and accurate evaluations of pulmonary and cardiac status.

Lung ultrasound (LUS) allows modern diagnostic and therapeutic interventions in neoplastic and inflammatory mediastinal and lung diseases, which is especially true in the COVID-19 era. With the high acoustic mismatch between soft tissue and air, typically we cannot image the lung due to total reflection of the ultrasound beam. COVID-19 tends to affect the terminal alveoli in the peripheral area of the lung. Lesions tend to be close to the pleura which is exactly where ultrasound works best. Different conditions may cause ultrasound artifacts that can help diagnose different lung pathology. Lung ultrasound is strongly recommended for acute respiratory failure and can be a useful alternative during the COVID-19 outbreak if CT is not readily available.

Professor Xinwu Cui, one of the editor-in-chief of this book, has been working with me for 10 years, and the achievements of our cooperation include four international textbooks, several clinical guidelines, and more than one hundred academic papers. These achievements have all been well commented by the international ultrasound community. Another editor-in-chief, Professor Caibao Hu, is the chairman of the China Federation of the World Interactive Network Focused on Critical Ultrasound China (WINFOCUS-China) and the chairman of the critical ultrasound group of the Ultrasound Medicine Professional Committee of the Chinese Medical Education Association. The other authors are also excellent experts from major hospitals in China. I believe the quality of this book is very high, which can reflect the highest level of lung ultrasound of COVID-19 in China.

COVID-19 has become a pandemic, which is difficult to eliminate in a short term. The book is very helpful for the experts and also for doctors that will start using LUS and specialize in lung specific topics. Congratulation to the editors and authors based on their long and outstanding clinical and research expertise in this.

Prof. Dr. med. Christoph F Dietrich, MBA

Vice President of World Federation for Ultrasound in Medicine and Biology (WFUMB) (2017—2019)

Publications Committee Chairman of WFUMB (2017—now)

President of European Federation of Societies for Ultrasound in Medicine and Biology (EFSUMB) (2013—2015)

President of German Society for Endoscopy and Imaging (DGE–BV) (2012—2013)

Top Medical Doctor in FOCUS

序　言

（翻译）

在2019年底，新型冠状病毒（SARS-CoV-2）开始作为人类新的病原体而引起大流行。超声在抗击新冠肺炎（COVID-19）疫情方面的作用不断扩大，比以往任何时候都更加重要。超声能够用于诊断新冠肺炎的表现，评估疾病的严重程度，并通过快速、准确地评估肺和心脏状况，协助监测和管理患者。

肺部超声（lung ultrasound，LUS）可以对肿瘤、炎性纵隔和肺部疾病进行诊断和治疗干预，在新冠肺炎疫情期间尤其如此。由于软组织和空气之间的声阻抗很大，通常由于超声波束的全反射，我们无法对肺部成像。但不同的状况可能会导致超声伪影，从而有助于诊断不同的肺部疾病。另外，新冠肺炎倾向于影响肺周围区域的末端肺泡，病变往往靠近胸膜，这正是超声成像效果最好的地方。肺部超声检查已经被建议用于急性呼吸衰竭，如果CT检查难以实施，肺部超声可以在新冠肺炎疫情期间作为有用的替代手段。

本书的主编之一崔新伍教授与我合作十年了，成果包括四本国际教科书、多个临床指南和上百篇学术论文，这些成果都得到了国际社会很好的评价。另一个主编胡才宝教授是世界重症超声联盟（WINFOCUS-China）中国联盟主席、中国医药教育协会超声医学专业委员会重症超声学组主任委员，编委也都是来自中国各大医院的著名专家，相信本书的质量很高，能够反映当前中国新冠肺炎超声诊断的最高水平。

新冠肺炎成为大流行，短期内很难消除，本书对肺部超声专家以及将开始使用肺部超声进行临床和研究的医生都非常有帮助。主编和编委们长期以来在临床和研究方面取得了杰出的经验，在此表示祝贺。

Christoph F Dietrich 教授

世界医学和生物学超声联合会（WFUMB）副主席（2017—2019）

WFUMB 出版委员会主席（2017年至今）

欧洲医学和生物学超声学会联合会（EFSUMB）主席（2013—2015）

德国内窥镜和影像学会（DGE-BV）主席（2012—2013）

世界床旁超声顶级专家

目　　录

第一章 COVID-19 概述

2019 年 12 月，出现了一种不明原因的肺炎，经过实验室检测发现，该肺炎由一种新型冠状病毒引起。新型冠状病毒是一种新的 RNA 病毒，既往未发现该病毒感染者。2020 年 1 月 7 日，研究人员迅速从确诊的新型冠状病毒引起的肺炎患者相关实验室检测中分离出一种新型冠状病毒（severe acute respiratory syndrome coronavirus 2，SARS-CoV-2）（简称新冠病毒）。我国于 2020 年 1 月 20 日将新型冠状病毒肺炎（简称新冠肺炎）纳入《中华人民共和国传染病防治法》规定的乙类传染病，并采取甲类传染病的预防、控制措施。2020 年 1 月 30 日，世界卫生组织宣布新型冠状病毒疫情为国际关注的突发公共卫生事件，并宣布为流行病。2020 年 2 月 21 日世界卫生组织正式将新型冠状病毒感染引发的肺炎命名为"Corona Virus Disease 2019"，简称"COVID-19"。

第一节 病毒学及流行病学

冠状病毒是一种有包膜的单链 RNA 病毒。正如它的名字一样，它的表面长有"皇冠状"的尖刺，国际病毒分类学委员会冠状病毒研究组认为新型冠状病毒为严重急性呼吸综合征冠状病毒（SARS-CoV）的姊妹病毒，并根据种系发生、生物分类方法和临床实践将它重新命名为 SARS-CoV-2。

SARS-CoV-2 属于 β 属冠状病毒，病毒对紫外线和热（56℃ 30min）敏感，乙醚、75% 乙醇、含氯消毒剂、过氧乙酸和氯仿等脂溶剂均可有效灭活病毒。基于目前的流行病学调查和研究结果，SARS-CoV-2 的潜伏期为 1 ~ 14d，多为 3 ~ 7d。

COVID-19 的确切起源、位置和自然宿主目前仍未明确，通过对 SARS-CoV-2 全基因组的检测，发现该新型病毒与蝙蝠样冠状病毒的同源性序列为 87.99%，与原 SARS-CoV 的同源性序列为 80%，根据对这种新型病毒的初步了解，认为 SARS-CoV-2 是 21 世纪第三种人畜共患病冠状病毒。曾有研究表明，穿山甲和蛇可能是 SARS-CoV-2 的中间宿主，但是目前尚无定论。

SARS-CoV-2 人群普遍易感。有学者认为老年人相较 50 岁以下的人群更容易患上 COVID-19，并且更易发展成重型或危重型，这可能与该年龄段的患者容易存在如高血压、糖尿病等慢性基础性疾病有关。

新冠肺炎的传染源主要是感染 SARS-CoV-2 的患者，无症状感染者也可成为传染源。主要传播途径为经呼吸道飞沫传播和接触传播，在相对封闭的环境中长时间暴露于高浓度气溶胶情况下存在经气溶胶传播的可能，其他传播途径尚待明确。

人传人被认为是 SARS-CoV-2 的一种主要的传播方式。与 SARS-CoV 相比，SARS-CoV-2 院内感染更为严重。根据国家卫健委的统计，截至 2020 年 2 月底，我国有 3387 名医务工作者感染 SARS-CoV-2。危重型患者的许多呼吸治疗被认为是院内传播的高危因素，如插管、复苏器人工通气、无创通气、高流量鼻插管、支气管镜检查、吸引和患者转移等。

垂直传播偶有报道，但尚未得到证实。有学者对 9 例妊娠晚期行剖宫产的 COVID-19 孕妇进行了调查。在 6 例 COVID-19 孕妇的羊水、脐带血、新生儿咽喉拭子和母乳样本中检测了 SARS-CoV-2，结果均为阴性。所有的新生儿都没有被感染的临床症状。这一结果提示在妊娠后期没有发生由于 SARS-CoV-2 感染导致的宫内胎儿感染。以往研究也未发现妊娠期感染 SARS-CoV 或中东呼吸综合征冠状病毒（MERS-CoV）垂直传播的证据。然而，一名患有 COVID-19 的孕妇所生的新生儿在出生 36h 后被检测出 SARS-CoV-2 感染。因此应将新生儿隔离，以避免围生期感染。

第二节　临床特点

一、临床表现

COVID-19 的平均潜伏期为 5.2d（95%CI：4.1 ~ 7.0）。急性发病，通常以非特异性症状开始，常见症状包括发热、干咳和乏力。有学者统计，COVID-19 患者的常见症状依次为发热（98.6%）和疲劳（69.6%）。症状可能涉及多个系统，包括呼吸系统症状（咳嗽、气短、喉咙痛、鼻漏、咯血和胸痛）、消化系统症状（腹泻、恶心和呕吐）、肌肉骨骼系统（肌肉疼痛）和神经系统（头痛或意识模糊）。

轻型者仅有低热、轻度疲乏、无肺炎。重型者常于发病 7d 后出现呼吸困难或低氧血症。危重型者可迅速发展为急性呼吸窘迫综合征（acute respiratory distress syndrome, ARDS）、休克、代谢性酸中毒、凝血功能障碍和多器官功能衰竭等。从首发症状进展到呼吸困难的中位时间为 5d，到入院的中位时间为 7d，到 ARDS 的中位时间为 8d。根据 COVID-19 的诊断和治疗指南，大多数患者预后良好。有学者报道年龄和并发症可能是 SARS-CoV-2 感染的危险因素。

二、临床分型

（1）轻型：临床症状轻微，影像学未见肺炎表现。

（2）普通型：具有发热、呼吸道等症状，影像学可见肺炎表现。

（3）重型：

成人符合下列任何一条者：

①出现气促，呼吸频率（RR）≥ 30 次 /min；②静息状态下，手指血氧饱和度≤ 93%；③动脉血氧分压（PaO_2）/ 吸氧浓度（FiO_2）≤ 300mmHg（1mmHg=0.133kPa）。

高海拔（海拔超过 1000m）地区应根据公式 PaO_2 / FiO_2 × [大气压（mmHg）/ 760] 对 PaO_2 / FiO_2 进行校正。

肺部影像学显示 24 ~ 48h 内病灶明显进展 > 50% 者按重型管理。

儿童符合下列任何一条者：

①出现气促（< 2 月龄，RR ≥ 60 次 /min；2 ~ 12 月龄，RR ≥ 50 次 /min；1 ~ 5 岁，RR ≥ 40 次 /min；> 5 岁，RR ≥ 30 次 /min），除外发热和哭闹的影响；②静息状态下，指氧饱和度≤ 92%；③辅助呼吸（呻吟、鼻翼翕动、三凹征），发绀，间歇性呼吸暂停；④出现嗜睡、惊厥；⑤拒食或喂养困难，有脱水征。

（4）危重型：符合以下情况之一者。

①出现呼吸衰竭，且需要机械通气；②出现休克；③合并其他器官功能衰竭需 ICU 监护治疗。

三、重型、危重型临床预警指标

（1）成人：①外周血淋巴细胞进行性下降；②外周血炎症因子如白细胞介素 -6

（IL-6）、C 反应蛋白（CRP）进行性上升；③乳酸进行性升高；④肺内病变在短期内迅速进展。

（2）儿童：①呼吸频率增快；②精神反应差、嗜睡；③乳酸进行性升高；④影像学显示双侧或多肺叶浸润、胸腔积液或短期内病变快速进展；⑤ 3 月龄以下的婴儿或有基础疾病（先天性心脏病、支气管肺发育不良、呼吸道畸形、异常血红蛋白、重度营养不良等），有免疫缺陷或低下（长期使用免疫抑制剂）。

第三节　实验室检查

发病早期外周血白细胞总数正常或减少，可见淋巴细胞计数减少，部分患者可出现肝酶、乳酸脱氢酶（lactic dehydrogenase，LDH）、肌酶和肌红蛋白增高；部分危重者可见肌钙蛋白增高。多数患者 CRP 和血沉升高，降钙素原正常。严重者 D- 二聚体升高、外周血淋巴细胞进行性减少。重型、危重型患者常有炎症因子升高。

采用反转录聚合酶链反应（reverse transcription PCR，RT-PCR）和（或）下一代测序（next generation sequencing，NGS）方法在鼻咽拭子、痰和其他下呼吸道分泌物、血液、粪便等标本中可检测出新型冠状病毒核酸。检测下呼吸道标本（痰或气道抽取物）更加准确。标本采集后尽快送检。

新型冠状病毒特异性免疫球蛋白 M（immunoglobulin M，IgM）抗体多在发病 3 ~ 5d 后开始出现阳性，免疫球蛋白 G（immunoglobulin G，IgG）抗体滴度恢复期较急性期有 4 倍及以上增高。

第四节　影像学检查

一、胸部 X 线表现

早期胸部平片检查多无异常发现。普通型患者多表现为两肺中外带和胸膜下的局限性斑片状或多发节段片状阴影。重型患者双肺多发实变影，部分融合成大片状，可有少量胸腔积液。病变进展为危重型，表现为两肺弥漫性实变阴影，呈"白肺"表现。

二、胸部 CT 表现

极少数普通型患者发病早期 CT 无异常发现。随着病变发展，肺内可出现实变。常见 CT 表现以两肺有多发斑片状磨玻璃阴影、实变影，多沿支气管血管束和胸膜下分布为主，可见增粗的血管影，表现为细网格状影，呈"铺路石"征。

进展期，肺内则表现为磨玻璃阴影、实变、结节等多种性质病变共存，以肺中外带和胸膜下、肺底分布为主，可有纤维化病灶存在。可有少量胸腔积液。

更详细内容，请参阅本书第三章。

三、肺部超声表现

详见本书其他章节。

第五节　鉴　别　诊　断

（1）新冠病毒感染轻型表现需与其他病毒引起的上呼吸道感染相鉴别。

（2）新冠肺炎主要与流感病毒、腺病毒、呼吸道合胞病毒等其他已知病毒性肺炎及肺炎支原体感染鉴别，尤其是对疑似病例要尽可能采取包括快速抗原检测和多重 PCR 核酸检测等方法，对常见呼吸道病原体进行检测。

（3）新冠肺炎还要与非感染性疾病，如血管炎、皮肌炎和机化性肺炎等鉴别。

第六节　治　　疗

一、一般治疗

（1）卧床休息，加强支持治疗。密切监测生命体征、血氧饱和度等。维持内环境稳定。

（2）根据病情监测血常规、尿常规、CRP、肝酶、心肌酶、肾功能、凝血功能、胸部影像学等。

（3）及时给予有效氧疗措施。

（4）抗病毒治疗：可试用 α-干扰素，洛匹那韦/利托那韦、利巴韦林等。

（5）抗菌药物治疗：避免盲目或不恰当使用抗菌药物。

二、重型、危重型病例的治疗

（一）治疗原则

在对症治疗的基础上，积极防治并发症，治疗基础疾病，预防继发感染，及时进行器官功能支持治疗。

（二）呼吸支持

（1）氧疗：重型患者应当接受鼻导管或面罩吸氧。

（2）高流量鼻导管氧疗或无创机械通气。

（3）有创机械通气。

（4）挽救治疗：对于严重 ARDS 患者，建议进行肺复张。如条件允许，应当尽快考虑体外膜肺氧合（extracorporeal membrane oxygenation，ECMO）。

（三）循环支持

在充分液体复苏的基础上，改善微循环，使用血管活性药物，密切监测患者血压、心率和尿量的变化，以及动脉血气分析中乳酸和碱剩余。

（四）肾衰竭和肾替代治疗

对于危重型患者的肾损伤应积极寻找导致肾功能损伤的原因。

（五）康复者血浆治疗

适用于病情进展较快、重型和危重型患者。

（六）血液净化治疗

血液净化系统包括血浆置换、吸附、灌流、血液/血浆滤过等。

（七）免疫治疗

对于双肺广泛病变者及重型患者，且实验室检测 IL-6 水平升高者，可试用托珠单抗治疗。

三、中医治疗

本病属于中医"疫"病范畴，中医在本次抗击疫情中发挥了巨大的作用。国家卫生健康委员会发布的《关于印发新型冠状病毒肺炎诊疗方案（试行第七版）的通知》中对医学观察期、轻型、普通型、危重型、恢复期患者均推荐了不同的处方，各地可根据病情、当地气候特点以及不同体质等情况，参照这些处方进行辨证论治。

参 考 文 献

[1] PERLMAN S. Another decade, another coronavirus[J]. N Engl J Med, 2020, 382（8）：760-762.

[2] GORBALENYA A E, BAKER S C, BARIC R S, et al. The species severe acute respiratory syndrome-related coronavirus : classifying SARS-CoV-2 and naming it SARS-CoV-2[J]. Nature Microbiology，2020，5：4.

[3] 中华人民共和国国家健康委员会. 新型冠状病毒肺炎诊疗方案（试行第七版） [S/OL]. [2020-03-05]. http://www.nhc.gov.cn/yzygj/s/653p/202003/46c9294a/dte4ce f80dc7f5912eb.1989/files/ce3e6945832a-438eaae4/5350a-8ce946.pdf.

[4] TAN W, ZHAO X, MA X, et al. A novel coronavirus genome identified in a cluster of pneumonia cases: Wuhan, China 2019-2020[J]. China CDC Weekly，2020，2（4）：61-62.

[5] RAMBAUT A. Preliminary phylogenetic analysis of 11 SARS-CoV-2 genomes, 2020-01-19[EB/OL]. [02-12]. http://virological.org/t/preliminary-phylogenetic-analysis-of-11-ncov2019-genomes-2020-01-19/329.

[6] LAM T T, SHUM M H, ZHU H C, et al. Identifying SARS-CoV-2 related coronaviruses in Malayan pangolins[J]. Nature，2020.

[7] JI W, WANG W, ZHAO X, et al. Homologous recombination within the spike glycoprotein of the newly identified coronavirus may boost cross-species transmission from snake to human[J]. Journal of Medical Virology，2020.

[8] JIN-JIN Z, XIANG D, YI-YUAN C, et al. Clinical characteristics of 140 patients infected with SARS-CoV-2 in Wuhan, China[J]. Allergy, 2020.

[9] CHEN H, GUO J, WANG C, et al. Clinical characteristics and intrauterine vertical transmission potential of COVID-19 infection in nine pregnant women: a retrospective review of medical records[J]. Lancet，2020，395（10226）：809-815.

[10] RASMUSSEN S A, SMULIAN J C, LEDNICKY J A, et al. Coronavirus disease 2019（COVID-19）and pregnancy: what obstetricians need to know[J]. American Journal of Obstetrics and Gynecology，2020.

[11] WANG D, HU B, HU C, et al. Clinical characteristics of 138 hospitalized patients with 2019 novel coronavirus-infected pneumonia in Wuhan，China[J]. JAMA，2020.

[12] WANG Y, WANG Y, CHEN Y, et al. Unique epidemiological and clinical features of the emerging 2019 novel coronavirus pneumonia（COVID-19）implicate special control measures[J]. J Med Virol，2020.

[13] 中华医学会放射学会分会. 新型冠状病毒性肺炎的放射学诊断：中华医学会放射学分会专家推荐意见（第一版）[J]. 中华放射学杂志，2020，54：1.

（董建　李军　姜凡）

第二章　COVID-19 的病理生理学

COVID-19 是由 SARS-CoV-2 引起的一种具有明显传染性的肺炎，该病病原体为一种以前未知的冠状病毒，其主要通过呼吸道飞沫和密切接触传播，相对封闭环境下长时间暴露于高浓度气溶胶情况下也有传播风险，由于粪便与尿液中可分离出新型冠状病毒，也需警惕上述传播可能。人群普遍易感，发病机制尚未阐明。多数感染患者发病后症状较轻并可痊愈，合并有其他基础性疾病及高龄患者易发展为危重型，严重者出现急性呼吸窘迫综合征、脓毒症休克、难以纠正的代谢性酸中毒和出凝血障碍及多器官功能衰竭等。

第一节　病理学变化

COVID-19 患者以发热、咳嗽为主要临床表现，多数患者症状较轻。重型 COVID-19 患者肺部 CT 多呈磨玻璃影及双肺斑片状影，提示肺泡被炎性渗出物及胶冻样的分泌物填充。COVID-19 患者的病理报告也显示患者肺部有明显的蛋白性和纤维素性渗出，肺泡壁弥漫性增厚和纤维化，气腔内存在大量中性粒细胞和吞噬细胞等。肺部广泛炎症改变使患者肺换气功能丧失，难以维持氧合，易诱发急性呼吸窘迫综合征，甚至出现休克、败血症和多器官功能衰竭等并发症。

一、肺部病变

肉眼观双肺有不同程度斑块状实变，呈灰白色或暗红色出血区，切开可见大量灰白色黏稠液体溢出，并可见纤维索条，气管腔内可见黏液附着。镜下主要表现为弥漫性肺泡损伤，可见肺泡间隔明显增厚，毛细血管扩张，淋巴细胞、单核细胞浸润，广泛纤维素样渗出物沉积在肺泡壁和小血管壁，出血严重区域部分肺泡壁断裂，肺泡融合形成大的出血灶，可出现出血性梗死。肺泡腔内见浆液、纤维蛋白性渗出物、大量脱落和增生的Ⅱ型肺泡上皮细胞、单核细胞、巨噬细胞，易见多核巨细胞，出血区还可见大量红细胞，部分肺泡上皮细胞和巨噬细胞内可见病毒包涵体，肺泡腔内可见透明膜形成，部分肺泡腔渗出物机化和肺间质纤维化。

细支气管和终末细支气管腔可见大量支气管黏膜上皮化生、大量浓稠黏液，脱落的黏膜上皮细胞和纤维素渗出液混合，形成黏液栓，阻塞扩张的细支气管和终末细支气管。纤维素样渗出物沉积可造成血管管腔狭窄和阻塞，形成血管病变（vasculopathy），血管壁内可见单核细胞浸润和血管周围浆细胞、巨噬细胞、淋巴细胞浸润，形成血管炎（vasculitis）和血管周炎（perivasculitis），血管腔内可见透明血栓形成。

电镜下支气管黏膜上皮和Ⅱ型肺泡上皮细胞胞质内可见冠状病毒颗粒。免疫组化染色显示部分肺泡上皮和巨噬细胞呈新型冠状病毒抗原阳性，RT-PCR 检测新型冠状病毒核酸阳性。

二、脾脏、肺门淋巴结和骨髓

脾脏体积明显缩小，淋巴细胞数量明显减少，可见灶性出血和坏死，脾脏内巨噬细胞增生并可见吞噬现象；淋巴结淋巴细胞数量较少，可见坏死。免疫组化染色显示脾脏和淋巴结内 CD4$^+$T 和 CD8$^+$T 细胞均减少，骨髓三系细胞数量减少。

三、心脏和血管

心肌细胞可见变性、坏死，间质内可见少数单核细胞、淋巴细胞和（或）中性粒细胞浸润。部分血管内皮脱落，内膜炎症及血栓形成。

（1）急性心肌损伤：一项纳入了 41 例 COVID-19 患者的临床研究指出，5 例患者出现血清超敏肌钙蛋白 I 水平升高（> 28ng/L），此为病毒感染导致的心肌损伤。COVID-19 危重型患者发生急性心肌损伤的可能原因较多，包括急性冠状动脉综合征、心力衰竭、心肌炎、低血压或休克、败血症、感染等，但具体原因目前仍不清楚。

（2）心律失常：一项纳入了 121 例严重急性呼吸综合征（SARS）患者的报道显示，有 87 例（71.9%）患者在住院期间出现了与发热无关的心动过速，即使在随访期间依然有近 40% 的患者心动过速持续发生，其他类型的心律失常还包括心动过缓（18 例）和阵发性心房颤动（1 例）。同样，关于 COVID-19 患者的研究显示，138

例 COVID-19 患者在感染期间有 23 例（16.7%）发生了心律失常，心律失常可能也是 COVID-19 患者重要的心脏并发症之一。

（3）心力衰竭和心搏骤停：武汉市金银潭医院发布的 99 例确诊 COVID-19 患者的临床研究显示，截至 2020 年 1 月 25 日，其中已有 11 例（11%）患者死亡，既往无心脏慢性疾病史的患者在感染 SARS-CoV-2 后亦可发生严重的心力衰竭，并最终死于心脏性猝死。对于文献报道的心力衰竭，需考虑肺源性心力衰竭的可能。因为 COVID-19 患者肺部受累可造成肺通气灌注比例失调、肺血管床减少。微血管的闭塞、功能残气量的减少可导致肺血管阻力增加，进而引起肺动脉高压、肺心病，为此造成右心室受累引起右心衰竭。

四、肝脏和胆囊

肝脏可见体积增大，呈暗红色。肝细胞变性，灶性坏死伴中性粒细胞浸润；肝血窦充血，门管区见淋巴细胞和单核细胞浸润，微血栓形成。胆囊高度充盈。

五、肾脏

肾小球球囊腔内见蛋白性渗出物，肾小管上皮变性、脱落，可见透明管型。间质充血，可见微血栓和灶性纤维化。

六、其他器官

脑组织充血，水肿，部分神经元变性。肾上腺见灶性坏死。食管、胃和肠管黏膜上皮不同程度变性、坏死、脱落。

第二节　病理生理学机制

COVID-19 的基本病理生理机制是病毒与机体细胞膜上的血管紧张素转换酶 2（angiotensin converting enzyme 2，ACE2）结合，进入细胞的同时，引起局部和全身的炎症反应，组织、细胞缺氧等反应，主要涉及以下几个方面。

一、过度炎症反应与细胞因子风暴

急性呼吸窘迫综合征（acute respiratory distress syndrome，ARDS）是急性肺损伤的严重阶段，ARDS 主要是炎症导致肺毛细血管和肺泡的严重损伤，毛细血管通透性增高，导致肺泡内及间质水肿和纤维素大量渗出。肺泡上皮尤其是 Ⅱ 型肺泡上皮的损伤，使肺泡表面活性物质缺失，导致透明膜形成及肺萎陷。而 ARDS 的本质是多种炎症细胞（巨噬细胞、中性粒细胞、血管内皮细胞、血小板）及其释放的炎症介质和细胞因子间接介导的肺部炎症反应。

SARS-CoV-2 通过 ACE2 进入细胞，SARS-CoV-2 部分基因组的突变使其与人体 ACE2 的结合能力更强。在人体各个组织中，ACE2 在多种位置和细胞类型中表达，在肺泡上皮细胞、小肠内的表面肠上皮细胞以及心脏和肾脏的内皮细胞上尤其显著。而 COVID-19 患者多以肺部表现为主。有学者提出，新型冠状病毒感染后，迅速激活病原性 T 细胞，产生粒细胞 - 巨噬细胞集落刺激因子（GM-CSF）和 IL-6 等因子。GM-CSF 会进一步激活 $CD14^+$、$CD16^+$ 炎症性单核细胞，产生更大量的 IL-6 和其他细胞因子，启动瀑布式炎症级联反应，释放大量细胞因子，并不断激活更多的炎症细胞，形成恶性循环，最终导致细胞因子风暴（cytokine storm），造成肺部和其他器官严重的免疫损伤，有研究者已经从机制上验证了 IL-6 是引发新冠肺炎患者炎症风暴的关键炎症因子之一。对 COVID-19 患者血浆中炎症免疫反应细胞因子表达进行检测，结果显示，患者血浆中细胞因子浓度均显著高于正常成人，而 ICU 患者血浆中浓度显著高于非 ICU 患者，提示炎症风暴与患者的严重程度密切相关，可能是轻型向重型和危重型转换以及重型和危重型患者死亡的一个重要原因。但有关 SARS-CoV-2 感染后引发炎症风暴的具体机制尚不清楚。

二、缺氧

缺氧可损伤多种器官、组织、细胞的代谢和功能。COVID-19 以肺部损伤为主，在多个因素综合作用下造成低氧血症、机体缺氧，严重者进而引起呼吸衰竭，出现呼吸衰竭的机制，是由于炎症损伤肺泡上皮细胞和肺毛细血管内皮细胞，导致通透性增加，引起肺间质和肺泡水肿，出现肺弥散性功能障碍。肺泡上皮细胞尤其是肺泡Ⅱ型上皮细胞的损伤使得表面活性物质减少，加上大量渗出液的稀释，肺泡表面张力增高，肺顺应性降低导致肺不张，肺不张、肺水肿、炎症介质引起的支气管痉挛、支气管内黏液栓可引起肺泡通气量降低，肺内功能性分流增加。肺血管因炎症介质、血栓形成和渗出物沉积引起的血管狭窄，会导致无效腔样通气增加。上述肺换气功能的障碍均可引起低氧血症，导致Ⅰ型呼吸衰竭。在肺部严重实变的患者，可加重为Ⅱ型呼吸衰竭，大量研究显示，缺氧可引起或加重炎症反应、氧化应激等损伤性病理生理过程，因此 COVID-19 不仅可以引起缺氧，反过来缺氧也可能作为 COVID-19 发生发展的重要机制。

参 考 文 献

[1] HUANG C，WANG Y，LI X，et al. Clinical features of patients infected with 2019 novel coronavirus in Wuhan，China[J]. Lancet，2020，395（10223）：497–506.

[2] YU C M，WONG R S，WU E B，et al. Cardiovascular complications of severe acute respiratory syndrome[J]. Postgrad Med J，2006，82（964）：140–144.

[3] WANG D，HU B，HU C，et al. Clinical characteristics of 138 hospitalized patients with 2019 novel coronavirus–infected pneumonia in Wuhan, China[J]. JAMA，2020.

[4] CHEN N，ZHOU M，DONG X, et al. Epidemiological and clinical characteristics of 99 cases of 2019 novel coronavirus pneumonia in Wuhan, China: a descriptive study[J]. Lancet，2020，395（10223）：507–513.

[5] ZHOU Y, FU B, ZHENG X, et al. Pathogenic T cells and inflammatory monocytes incite inflammatory storm in severe COVID–19 patients[J]. National Science Review，2020.

（崔晓宾　李军　崔新伍）

第三章 COVID-19 的 CT 诊断与鉴别诊断

　　放射学检查及诊断是新型冠状病毒感染诊疗中的重要一环，在疫情防控中发挥重要作用。新型冠状病毒感染肺炎的放射学检查，首选容积 CT 扫描，扫描层厚 5mm（16层 CT 以上均可以达到），重建为 1.0 ~ 1.5mm 薄层。基于薄层 CT 重建，在横断面、冠状面及矢状面等多个层面进行观察，有利于病灶早期检出，评估病变范围和性质。参照《新型冠状病毒肺炎的放射学诊断：中华医学会放射学分会专家推荐意见（第一版）》，根据发病时间及机体对病毒反应的不同，推荐将 CT 影像学表现分为 4 期。在确诊病例的动态监测中，患者起病后 CT 检查首次发现病灶，或者为密切接触无症状者筛查发现病灶，且病灶相对局限（单叶病灶未达肺叶 1/2 范围，多叶多发病灶且最大病灶未达到肺段范围），纳入早期范畴；进展期指在早期基础上病灶进一步增多、扩大；重型期指病灶发展达到高峰，一般在发病 2w 左右；消散期指病灶趋于吸收、纤维化过程。在实际观察中也发现病灶此消彼长、影像与临床症状并不同步、病灶快速吸收、磨玻璃阴影与纤维病灶并存的案例，但为方便判断影像演变进程，分期仍具有较好的参考意义。

第一节　常见 CT 表现

　　极少数普通型患者起病早期 CT 无异常发现。随着病情发展肺内可以出现病变。

常见 CT 表现两肺单发或多发斑片状磨玻璃阴影、实变影，多沿支气管血管束和胸膜下分布，其间可见增粗的血管影，表现为细网格状影，呈"铺路石"征，也可表现为极淡薄的磨玻璃状影。此外，小血管周围也存在局限性磨玻璃阴影（图 3-1）。

　　病变进展期肺内则表现为磨玻璃阴影、实变、结节等多种性质病变共存，以肺中外带和胸膜下、肺底分布为主，可有纤维化病灶存在。实变阴影内常见空气支气管征、细支气管管壁增厚；纤维化病灶则表现为局部肺纹理增粗、扭曲，其内支气管管壁呈柱状；邻近胸膜或叶间胸膜增厚，有少量胸腔积液，无明显淋巴结肿大。

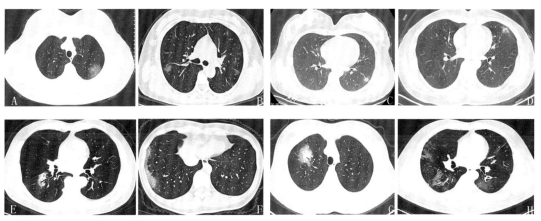

图 3-1　COVID-19 肺部 CT 影像特征

　　A—左肺上叶胸膜下单发斑片状磨玻璃密度影；B—双肺多发小片状磨玻璃密度影；C—左肺下叶实变影；D—左肺上叶下舌段斑片状磨玻璃密度影，病灶中心实变影；E—右肺下叶实变影，内伴空气支气管征；F—右肺下叶胸膜下见斑片状磨玻璃密度影，伴小叶间隔增厚；G—右肺上叶见斑片状磨玻璃密度影，病灶中心实变影，伴空气支气管征；H—双肺多发斑片状及不规则磨玻璃密度影，左肺上叶见纤维索条影。

第二节　CT 表现分期

一、早期

　　绝大多数表现为磨玻璃病灶，表现为单发或多发的局限性磨玻璃密度影或结节（图 3-2），淡薄的小斑片磨玻璃阴影或者大片磨玻璃阴影，多数磨玻璃阴影边缘不清，部分边缘清晰。病变多位于胸膜下或叶间裂下，或者沿支气管血管束分布。磨玻璃阴影内的细支气管管壁增厚，可见细支气管的充气支气管征，血管影增粗，边缘欠光整，邻近的叶间胸膜轻度增厚，病变内小血管增多，类似于细网格状阴影或"铺路石"征。

部分磨玻璃阴影有"反晕"征。

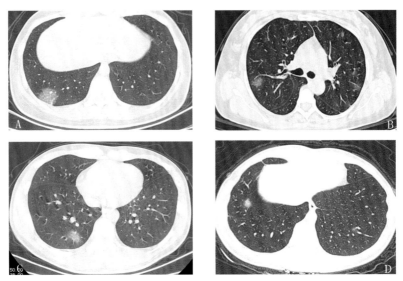

图 3-2 COVID-19 早期表现为胸膜下单发或多发磨玻璃密度影

二、进展期

病变进展时常见有多发新病灶出现。新病灶 CT 表现与上述早期病灶相似。原有病变多数病灶范围扩大（图 3-3），病灶内出现大小、程度不等的实变（图 3-4），有结节和"晕征"、实变病灶内可见空气支气管征。原有磨玻璃阴影或实变影也可融合或部分吸收，融合后病变范围和形态常发生变化，不完全沿支气管血管束分布。

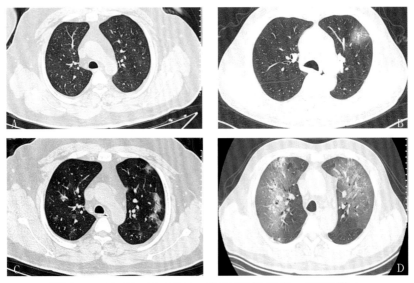

图 3-3 COVID-19 复查，病灶较前增多、范围增大

左、右图分别为不同病例。

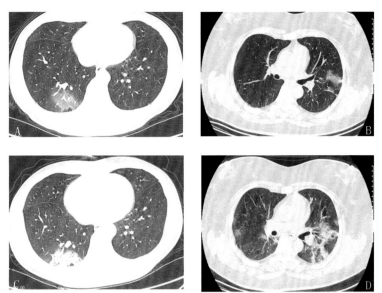

图 3-4 COVID-19 复查，病灶较前范围增大，病灶内出现实变影

左、右图分别为不同病例。

三、重型期

病变进一步进展，双肺弥漫性实变，密度不均，其内可见空气支气管征与支气管扩张，非实变区可呈斑片状磨玻璃阴影表现，双肺大部分受累时呈"白肺"表现（图3-5），叶间胸膜和双侧胸膜常见增厚，并少量胸腔积液，呈游离积液或局部包裹表现。

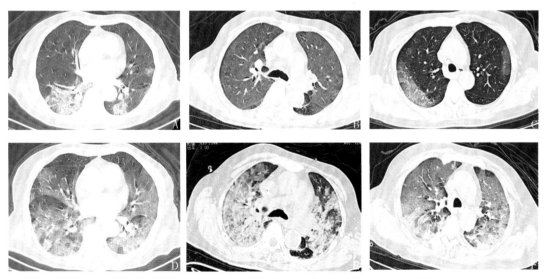

图 3-5 COVID-19 病变进展，累及双侧全肺，呈"白肺"征象

上、下图为同一病例，下图均为重型期表现。

四、消散期

绝大多数新型冠状病毒肺炎患者经过隔离治疗，病情趋于稳定、好转，表现为病灶范围缩小、密度逐渐减低、病灶数量减少，磨玻璃阴影可被完全吸收（图 3-6）。部分患者病变可以在较短的时间内演变为纤维化的索条影（图 3-7）。

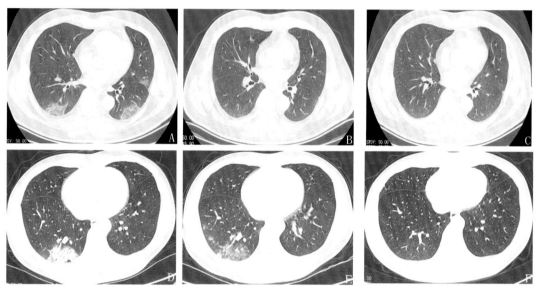

图 3-6　COVID-19 消散期，双肺散在感染病灶完全吸收

上、下图分别为不同病例。

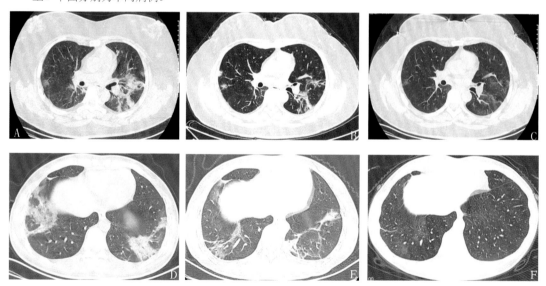

图 3-7　COVID-19 消散期，双肺散在感染病灶基本吸收，残留少许纤维灶

上、下图分别为不同病例。

第三节　鉴别诊断

新型冠状病毒肺炎需要与病毒性肺炎（流感病毒性肺炎、禽流感肺炎、SARS）、细菌性肺炎、支原体肺炎及真菌感染肺炎等鉴别。

一、与其他病毒性肺炎的鉴别诊断

（一）流感病毒性肺炎

流感病毒属于正黏液病毒科的病毒种类，均为单链 RNA 病毒，并根据其内膜系统和核蛋白抗体分为三型（甲型、乙型、丙型），以甲型导致的流感病毒性肺炎常见，如 H1N1、H5N1、H7N9 等。疾病的早期常表现为气管支气管炎和支气管肺炎，气道壁充血，可见单核细胞肿胀和上皮细胞变性。晚期实质改变表现为弥漫性肺泡损伤的典型特征，肺泡内水肿、出血。

病变早期从一侧叶开始，进展期双肺逐渐进展，磨玻璃样、斑片状实变影快速融合（代表弥漫性肺泡损伤或双重感染）。恢复期病变吸收变淡，出现索条状影、网格影，局部小叶间隔增厚，以及出现肺气囊、肺气肿。最早出现的病灶则最晚吸收。病灶一般于 3w 内吸收、纤维化（图 3-8）。

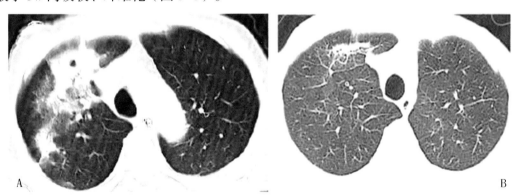

图 3-8　流感病毒性肺炎，复查明显吸收

（二）腺病毒性肺炎

腺病毒属于哺乳动物腺病毒属，为无包膜的双链 DNA 病毒。腺病毒性肺炎易发生于婴幼儿或有免疫功能障碍的人群。本病起病急，高热，并发症多。

腺病毒性肺炎肺内表现多呈大叶性分布（图 3-9），肺实质、间质均受累。可有空气潴留征、马赛克样灌注及肺气肿。显示类似细菌性肺炎的支气管肺炎征象（肺叶或节段性分布），如腺泡结节、肺磨玻璃样影、实变等。后遗症：闭塞性细支气管炎、支气管扩张、肺纤维化、单侧透明肺等。

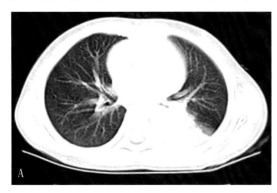 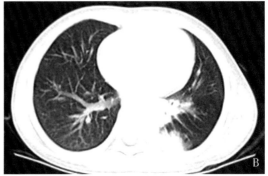

图 3-9　腺病毒性肺炎，表现为类似大叶性肺炎征象

（三）呼吸道合胞病毒肺炎

呼吸道合胞病毒（respiratory syncytial virus，RSV）是引起婴幼儿下呼吸道感染的最常见病毒，成人少见。在所有年龄段，人感染 RSV 都会导致细支气管炎、肺炎和哮喘。

呼吸道合胞病毒肺炎病变以气道为中心进行分布，支气管周围可见小叶中心结节，气腔实变，有磨玻璃样影，可伴"树芽"征和支气管壁增厚（图 3-10）。

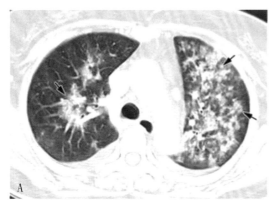 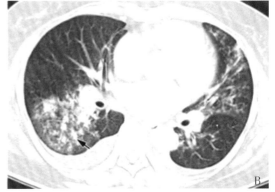

图 3-10　呼吸道合胞病毒肺炎

（四）人鼻病毒性肺炎

人鼻病毒（A、B、C）属于小 RNA 病毒科，是呼吸道感染的主要病原体，春季和秋季更常见，免疫功能低下的患者更容易感染，在需要入住 ICU 的重型肺炎患者中，人鼻病毒是最常见的病原体。病理机制为呼吸道上皮屏障破坏，导致血管通透性增加，

黏液分泌增多。

人鼻病毒性肺炎影像学表现为合并多灶性磨玻璃样结节和小叶间隔增厚（图 3-11），对于重型患者，可以观察到双侧斑片状实变影。

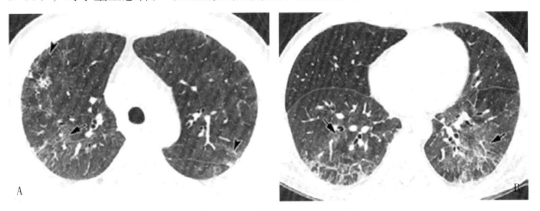

图 3-11　人鼻病毒性肺炎

（五）疱疹病毒肺炎

人类疱疹病毒（herpes simplex virus，HSV）是一大类的 DNA 病毒，严重致病性人类疱疹病毒包括 HSV-1、HSV-2。疱疹病毒肺炎主要是由 HSV-1 引起的，在免疫功能低下的患者或气管插管时气道受到创伤的患者，以及烟雾吸入或长期吸烟患者中相对常见。

疱疹病毒肺炎影像学特征为斑片状肺叶、肺段或亚段性的实变影和磨玻璃样影，间质分布小网格影（图 3-12）。可合并小叶中央结节及"树芽"征。结节周围也可环绕磨玻璃样"晕环"。多有胸腔积液出现。

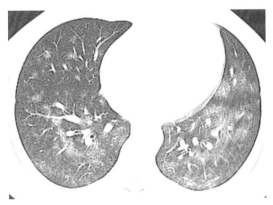

图 3-12　疱疹病毒肺炎

（六）严重急性呼吸综合征

2003 年，严重急性呼吸综合征（SARS）冠状病毒引起的肺炎在全球暴发，宿主主要来源于果子狸，潜伏期为 2 ~ 10d，表现为类流感症状，如呼吸困难、复发或持续的发热。SARS 冠状病毒通过累及血管紧张素转换酶诱导直接肺损伤，导致弥漫性肺泡损伤。其病死率较高。

严重急性呼吸综合征以下肺、单发为主，主要表现为相对清楚的磨玻璃样结节，其内小血管增多、增粗（图 3-13）。进展迅速，合并实变影。后期出现网状结构影及肺间质纤维化。空洞、淋巴结肿大及胸腔积液不是常见的表现。

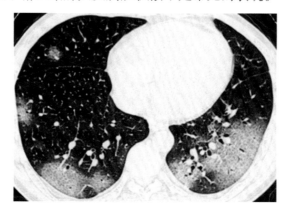

图 3-13　SARS 相关性肺炎

二、与细菌性肺炎的鉴别诊断

常见致病菌：肺炎链球菌、金黄色葡萄球菌、嗜肺军团菌、肺炎克雷伯菌、流感嗜血杆菌等。流行病学分类：①社区获得性肺炎，常表现为大叶性肺炎和支气管肺炎；②医院获得性肺炎。

（一）大叶性肺炎

大叶性肺炎以秋冬季节多见，常见于青壮年，致病菌主要为肺炎链球菌、肺炎克雷伯菌、军团菌，常累及整个肺叶或肺段。临床表现为突然发病、畏寒发热、胸痛、咳嗽、咳痰，白细胞和中性粒细胞计数明显升高等。

大叶性肺炎病理分四期。①充血期：肺泡壁毛细血管扩张、充血、肺泡腔内浆液渗出。②红色肝变期：肺泡腔内有大量纤维蛋白及红细胞渗出物，使肺组织切面呈红色。③灰色肝变期：肺泡腔内红细胞减少，代之以大量白细胞，肺组织切面呈灰色。④消散期：肺泡腔内炎性渗出物被吸收，肺泡腔重新充气。

CT：充血期即可呈磨玻璃样影。红色及灰色肝变期表现为大叶或肺段分布的致密阴影，内伴空气支气管征（图 3-14）。消散期表现为实变区密度减低，呈散在、大小不等、分布不规则的斑片状影，可完全吸收。

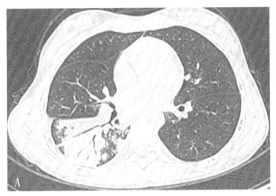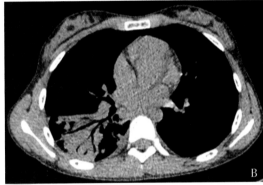

图 3-14　大叶性肺炎

胸部 CT 轴位肺窗（A）及纵隔窗（B）示右肺下叶三角形片状致密影，上界以斜裂胸膜为界，内见空气支气管征。

（二）支气管肺炎

支气管肺炎又称为小叶性肺炎，常见于婴幼儿和年老体弱者。致病菌主要为肺炎链球菌、金黄色葡萄球菌，常可为麻疹、百日咳、流感的并发症。病变以小叶支气管为中心，在支气管和肺泡内产生炎性渗出。临床表现为畏寒发热、胸痛、咳嗽、咳痰、呼吸困难等。

支气管肺炎 CT 表现为双肺中下部支气管血管束增粗，大小不等结节状及片状阴影（图 3-15），小叶支气管阻塞时，可形成小叶性肺气肿或肺不张。小叶性肺炎治疗后可完全吸收或残留少量纤维索条影。

三、与肺部真菌感染的鉴别诊断

（一）曲霉菌感染

肺曲霉病主要是因吸入曲霉菌孢子而发病，是一种机会性感染，为非化脓性炎症，可寄生于结核性空洞、肺癌空洞，以及慢性肺脓肿、肺囊肿、肺大泡及支气管扩张等病变所致的空洞或空腔内，少数因消化道或上呼吸道曲霉菌感染经血行播散至肺部。曲霉菌的菌丝呈游离状态，形成曲菌球。

CT 典型征象为曲菌球（图 3-16），呈"空气半月"征、"手套"征。多样化病灶并存，可伴有"晕征"、空洞、"洞丝"征及"树上挂果"征。曲菌球随体位改变而变化，球形内容物一般较光滑，密度均匀。

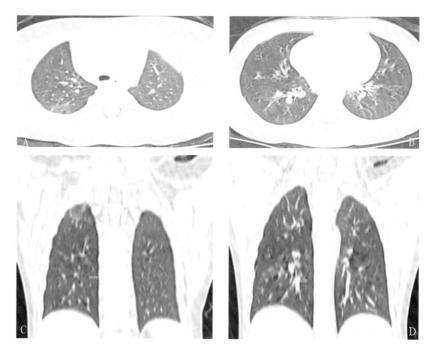

图 3-15　支气管肺炎

胸部CT轴位肺窗（A、B）及冠状位肺窗（C、D）示右肺上叶及下叶斑片样模糊影，沿支气管血管束分布。

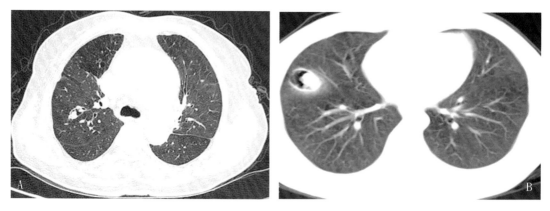

图 3-16　曲霉菌感染肺炎

右肺中叶（A）、右肺上叶（B）见曲菌球，内见"空气半月"征。

（二）隐球菌感染

肺隐球菌病的病原体为新型隐球菌,此菌为土壤、牛乳、鸽粪和水果等中的腐生菌,感染途径为吸入性。感染人群多见于 40 ~ 60 岁的成人,临床症状轻,呈亚急性或慢性感染,可侵犯中枢神经系统,表现为慢性脑膜炎、脑膜脑炎或颅内压增高症状。

隐球菌感染呈单发或多发斑片、类圆形或结节影（图 3-17）, 多位于胸膜下。可出现小空洞、"晕征",有时呈炎性肿块改变。肺门及纵隔淋巴结一般无肿大。病情进展缓慢。

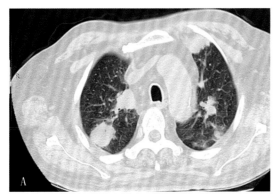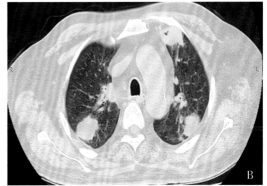

图 3-17　肺隐球菌病

表现为双肺多发结节及肿块影,部分病灶内见小空洞。

第四节　小　　结

新型冠状病毒肺炎在流行病学病史方面与上述疾病有很大不同。新冠肺炎的确诊依靠病毒核酸检测,但核酸检测间隔周期较长且存在假阴性,影像学检查尤其是高分辨率 CT（high resolution CT，HRCT）对于检出病灶非常敏感,且具有明显的影像学特征。在当前的特定时间点,若发现肺内有渗出、实变、结节等影像表现,需要排除普通流感、支原体及细菌后,结合流行病学病史和临床特点,进行放射学辅助诊断。CT检查在临床前期的筛查、诊断及监测治疗效果中具有不可替代的作用。

参 考 文 献

[1] 中华人民共和国国家健康委员会 . 新型冠状病毒肺炎诊疗方案（试行第七版）
[S/OL]. [2020−03−05]. http://www.nhc.gov.cn/yzygj/s7653p/202003/46c9294a7dfe4ce
f80dc7f5912eb1989/files/ce3e6945832a438eaae415350a8ce964.pdf.

[2] 医改医管局新型冠状病毒肺炎重型、危重型病例诊疗方案（试行第二版）[S/
OL]. [2020−02−04]. http://www.nbc.gov.cn/yzygj/s7653p/202004/c083f2b0e7eb4036a
59be419374ea89a/files/0f4be6a0f4f0419cae3ab6b6efd7cead.pdf.

[3] SHI H, HAN X, JIANG N, et al. Radiological findings from 81 patients with
COVID−19 pneumonia in Wuhan, China: a descriptive study[J]. The Lancet. Infectious
diseases，2020，20（4）：425−434.

[4] PAN F, YE T, SUN P, et al. Time course of lung changes on chest CT during recovery
from 2019 novel coronavirus（COVID−19）Pneumonia[J]. Radiology，2020：
200370.

[5] SHI H, HAN X, ZHENG C. Evolution of CT manifestations in a patient recovered
radiology，2020：200269.

[6] FANG Y, ZHANG H, XU Y, et al. CT manifestations of two cases of 2019 novel
coronavirus（SARS−CoV−2）pneumonia[J]. Radiology，2020：200280.

[7] SHI H, HAN X, ZHENG C. Evolution of CT manifestations in a patient recovered
from 2019 novel coronavirus（SARS−CoV−2）pneumonia in Wuhan，China[J].
Radiology，2020：200269.

[8] 中华医学会放射学分会，传染病放射学专业委员会 . 新型冠状病毒肺炎影像学
诊断指南 [S]. 2020−01−30.

[9] 中华医学会放射学分会 . 新型冠状病毒肺炎的放射学诊断：中华医学会放射学
分会专家推荐意见（第一版）[J]. 中华放射学杂志，2020，54：1.

（张树桐　蒋猛　崔新伍）

第四章 肺部超声基本原理

　　超声已经成为临床应用最广泛的影像学工具，人体任何能够提供超声波传播的组织都可以进行超声显像。例如，经过未闭合囟门进行婴幼儿颅脑评估。与X线、CT、磁共振成像（magnetic resonance imaging，MRI）影像比较，虽然超声成像涵盖全身各个部分，具有成像迅捷、操作方便、床边进行、便于随访、诊断结果立等可取等诸多优点，但是当超声医生与患者，特别是临床医生沟通、交流信息时，却存在信息不对称、交流困难的窘境。就图像本身的沟通而言，交流困难的主要原因可能有三条：第一，超声成像方式的特殊性，与X线、CT的透射成像方式不同，目前的超声成像为反射方式，即超声波自探头发出，遇到人体组织后反射回探头，系统将反射回波信息进行处理后获得声像图。因此，一幅超声图像由浅入深的排列顺序取决于超声波进入人体后遇到组织的先后顺序。依照探头放置的位置不同，超声图像可能与解剖定义的前后并不一致（图4-1）。第二，超声声像图展示局部组织的断层解剖，这点与同为断层成像的CT和MRI相似。但是，超声探头在体表可以自由放置，声像图的切面可以多角度获取，很多时候根据临床病情需要以及病变位置进行多方位成像，并非一定严格遵循人体的解剖切面，给图像判断带来困难。第三，超声图像展示的空间范围有限，超声医生需要通过连续移动探头才能获得某一器官整体断层解剖结构的认识与判断，这一过程即超声扫查。因此，孤立的某一张或几张声像图无法展示局部断层解剖的全部信息，也给临床医生的判断带来困难。

　　以上这些超声影像学特点决定了超声检查具有显著的操作者依赖性。对于肺部超声的临床应用而言，无论是专业的超声医生，还是手持探头，利用超声工具辅助诊断的临床医生，都要建立起连续扫查、动态评估、问题导向的整体评价思维，充分发挥操作者依赖性的优势。同时，对于初学者要充分掌握超声声像图的构成特点、超声成像的基本原理，才能更好地掌握这一工具，发挥其临床的价值。

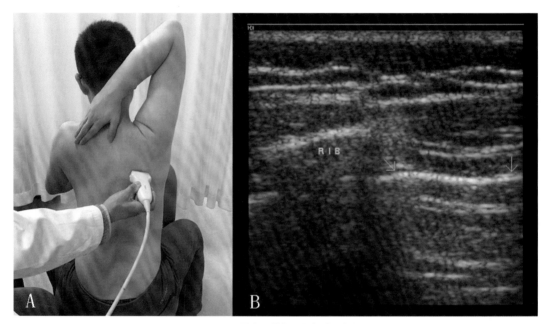

图 4-1　经背侧进行肺部超声扫查

A—探头置于后背相应区域；B—对应的超声图像。注意：此时声像图最浅方的皮肤为后背的皮肤。因为探头自后背扫查，所以尽管解剖关系上此处肋骨位于肺部的后方，但声像图显示肋骨（RIB）位于肺部浅方（上方）。↓—胸膜线。

第一节　肺部声像图的产生与图像分析

超声在人体中传播时遇到不同的界面，根据界面尺度与超声波波长的大小，将超声界面分为大界面和小界面。界面处发生强弱不等的超声波反射或散射，形成回声。灰阶（grey scale）声像图技术通过对数压缩方法，将人体不同组织和体液的界面回声强度以明暗灰阶层次显示，回声强者更加明亮，弱者则偏于灰暗，无回声的区域则以黑色表示。最终形成明亮度（brightness）不同的人体组织的断层灰阶图像，即俗称的"B超"。

一般认为，人体内均质性的液体内部不产生回声，在声像图上呈现为黑色的无回声区。这些液体包括生理性的胆汁、尿液、血液，病理情况下的单纯胸腔积液、脏器内囊肿等。人体内的各种实性组织，如肝脏、脾脏、肾脏、脂肪、肌肉等，都会引起强弱不等的回声，呈现有回声结构，多为中等回声、低回声表现。

简单而言，人体内的实性组织为有回声，液体为无回声。但也存在例外，非常均质的实性组织，如软骨，内部不存在声学界面，或声学界面非常少，声像图也可表现为极低回声，酷似无回声。反之，当液体为非均质性时，如胸水合并出血或感染，液体内的微粒带来部分回声，使无回声液体内出现回声。

正常胸部超声显像时，按回声强弱排列，依次为：

含气肺表面＞肋骨及胸骨表面＞皮肤表面及皮肤层。此三处因为局部界面产生大量反射回声，超声术语称之为强回声、较强回声。前两者同时伴有后方清晰或模糊的无回声，称作声影。

胸壁及肋间肌肉组织＞皮下脂肪组织＞肋软骨。这三种组织内部存在一定回声，但并不强，超声术语称之为等回声、低回声。肋软骨的回声可能酷似无回声。值得指出，肌肉及脂肪组织内部的纤维分隔、筋膜结构，软骨内的钙化灶可呈现不同形态的强回声表现（图4-2）。

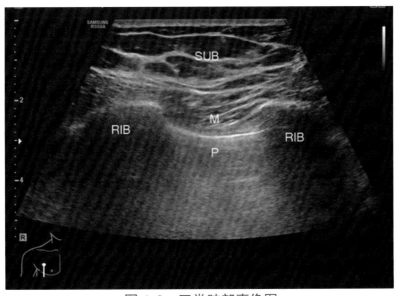

图4-2　正常肺部声像图

显示不同结构的回声强弱，其中含气肺表面（P）显示为线样强回声，肋骨表面（RIB）显示为弧形强回声伴后方明显声影。肌肉（M）及皮下脂肪（SUB）依次为中等回声及低回声。最浅表的皮肤呈薄层较强回声。注意：肌肉及皮下脂肪内可有纤维、筋膜结缔组织形成的条带样强回声。

第二节 超声波在组织中的传播

超声波属于声波，高于可听声频率上限，一般认为频率超过 20000Hz 就称为超声波（ultrasonic wave, ultrasound）。医用超声波频率远大于此，常用频率范围为 $3 \times 10^6 \sim 10 \times 10^6$Hz。

一、超声波的基本物理量

（一）频率（f）

就声源而言，指超声波声源在单位时间内的振动次数。与此同时，振动产生的超声波在介质中传播，此处频率指单位时间内通过介质某点完整波的数目。超声波频率的单位为赫兹（Hz）。如前所述，超声成像时采用的声波频率在兆赫级别。

（二）波长（λ）

指超声波在一个振动周期内传播的距离，即一个完整波的长度。超声波传播一个波长距离所需要的时间为波的周期（T）。

$$T=1/f$$

医用超声波的波长范围在微米（μm）级水平。

（三）分辨力

指超声波能够分辨空间两点的最小距离。根据声像图平面方向上的不同，超声分辨力分为纵向分辨力、横向分辨力和厚度分辨力。一方面，尽管空间脉冲长度与声束聚焦直接影响超声波分辨力，但核心物理量乃是频率及波长。即超声波频率越高，波长越短，分辨力越高。另一方面，随着超声波频率的增加，其衰减也明显增加，使得超声波传播距离短。因此，在临床工作中，对于较深部位的脏器，如肝脏、胸水深方包裹的肺部，选用 3 ~ 5MHz 的凸阵探头。而对于胸壁，或某些肺表面的病变，则可以选择 7MHz 或更高频率的线阵探头，以观察病变的细微结构（图 4-3，图 4-4）。

因为聚焦区的声束最窄，分辨力佳。在临床实际工作中，还应随时注意调节聚焦点的位置。一般将聚焦指示点放置到想要观察的结构相同水平或略深。此外，为了更好地利用屏幕显示，还应根据病变和观察对象的深度，适当调节图像显示大小。在不影响病变显示的情况下，要将图像相对充分放大（图 4-3）。

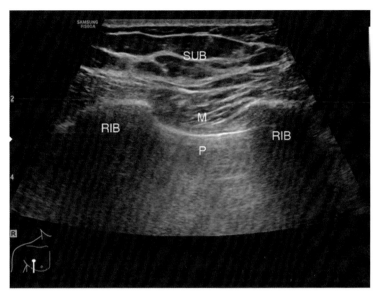

图 4-3 右前胸壁纵断面扫查,凸阵探头

由浅入深依次显示皮肤、皮下脂肪(SUB)、胸壁肌层、肋骨(RIB)及肋间肌、肺表面(P)。声像图最左侧的点状纵线为图像深度标尺,本例最深处的数字标记"8",代表该处的深度为8cm。在4cm数字的上方,可见一白色三角形箭头,是聚焦点标记。本图聚焦点水平与胸膜线一致。

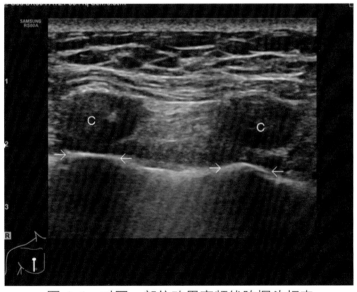

图 4-4 对同一部位改用高频线阵探头扫查

由浅入深的组织排列仍为:皮肤、皮下组织(SUB)、胸壁肌肉、肋骨(RIB)和肋间肌(M)、肺表面(P)。与图4-2比较,高频探头对胸壁组织及肺表面显示得更加清晰,能够观察到这些结构的细节,但显示深度不如前者。

二、超声波的传播特性与肺部超声

超声波为机械波，必须依靠介质才能传播。在介质中传播时，除遵循普通声波的传播属性外，还有一些特殊性质。

（一）声速

即超声波在介质中的传播速度（c）。声速的快慢取决于介质的密度和弹性模量，还与介质的温度、压强及内部结构有关。一般而言，固体中声速 > 液体中声速 > 气体中声速。人体的组织成分复杂，排列也有方向差异，如肌肉和骨骼。因此，人体中的超声波传播速度并不一致，如图4-5。

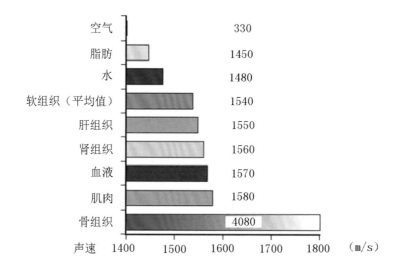

图 4-5　人体内不同组织、成分的超声波速度分布

为方便成像和统一，目前所有的超声诊断装置均选取在软组织中的平均速度1540m/s进行定位成像。首先计算反射回波抵达探头的时间，随后与超声波传播速度相乘来获得某一反射点与探头之间的距离，进而确定该点在声像图中的位置深度。尽管肝、肾、肌肉、血液等的声速不尽相同，但是彼此接近，所以成像时这些脏器的位置显示并不失真，其距离测量误差也在可接受范围之内。但是，如果超声波经过速度很快的骨和软骨区域时，由于与软组织间速度差异很大，就会带来成像的偏差（图4-6）。

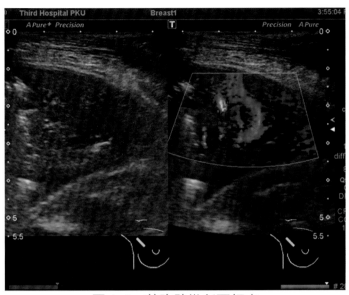

图 4-6 前胸壁纵断面扫查

声束经过相邻两根肋软骨（C）。由于超声波在软骨内的速度为在软组织速度的 2 倍以上，所以经过软骨传播用时很短，但超声设备在计算距离时仍按 1540m/s 进行，因此显示的肋骨厚度将低于正常厚度。由于超声波通过肋软骨的速度较快，与同一层次的肋间肌比较，声束较早地抵达深方的肺表面，进而肋软骨深方的肺表面显示较肋间肌深方的肺表面略隆起（箭头）。此乃声速失真伪影所致，并非局部肺表面不平滑。

（二）声特性阻抗（Z）

可以理解为声波在介质中传播时所受到的阻力，不同的介质声特性阻抗不同（表 4-1）。声特性阻抗与介质密度(ρ)及声波传播速度(c)有关：$Z=\rho \cdot c$，单位为瑞利（Rayl）。

表 4-1　典型组织的声特性阻抗与声衰减系数

介质	声特性阻抗 /Rayl	对 1MHz 超声波的声衰减系数 / (dB/cm · MHz)
空气	42.9	0.001
水（37℃）	15130	0.01
血液	16700	0.18
脂肪	14100	0.63
肝	16480	0.94

介质	声特性阻抗 /Rayl	对 1MHz 超声波的声衰减系数 / (dB/cm·MHz)
肾	16500	1.0
肌肉	16840	1.2 ～ 2.3
软组织平均值	15240	1.0
骨	55710	14.4 ～ 23.0

(三) 反射

当超声波从一种介质传播到另一种介质时，由于两种介质的声特性阻抗不同，在二种介质之间形成一个声学界面，如果该界面尺寸大于超声波波长，就发生反射和折射。入射超声波的能量一部分返回同一介质，形成反射波，另一部分继续进入另一介质，形成透射。

界面两侧的声特性阻抗差越大，则反射越强。界面处的声反射类似光反射，服从反射定律。反射现象形成不同组织间的界面。

(四) 折射

超声波从第一层介质透射入第二层介质时，其传播方向发生改变，即折射。超声波在大界面上的折射服从折射定律。

(五) 散射

超声波在传播过程中，遇到界面尺寸远小于波长的粒子，超声波与粒子互相作用后，粒子受超声波激发振动，形成新的声源振动，产生的声波向四周辐射传播，形成散射。

散射现象是形成组织内部声像图的主要声学基础。

(六) 声衰减

超声波在介质中传播时，随传播距离增加而能量逐渐减少的现象称作声衰减。声衰减的原因包括介质对超声波能量的吸收，声波传播中发生的散射以及声波扩散。

人体软组织的吸收衰减与超声波频率约为线性关系，一般以分贝 / (厘米·兆赫)，即 dB/ (cm·MHz) 作为单位表示 (表 4-1)。

超声波在人体内传播时，受反射、折射、散射、衰减等多种传播特性的影响，构成了声像图。做肺部超声检查时，如前所述，胸壁软组织与含气肺组织之间的声特性阻抗差异最大，超声波在含气肺表面处几乎全部被反射，形成正常肺表面的强回声。胸壁软组织与肋骨、胸骨间的声特性阻抗差异也较大，在发生明显反射的同时，透射传播到骨骼内的声波还被大量吸收，使得骨骼后方的声波能量进一步衰减，几乎无法成像。因此，肋骨、胸骨典型的声像图表现为骨皮质表面呈强回声伴后方明显无回声区，即声影（图 4-2 ~ 图 4-4）。

第三节　彩色多普勒血流成像与肺部超声

一、多普勒效应

日常生活中，我们经常体会到朝向而来的汽车鸣笛声尖锐刺耳，背向而行的汽车鸣笛声则相对低闷。对于鸣笛的汽车喇叭，其本身的振动频率并未发生改变。听者感受到的声音变尖锐或低闷，除心理因素外，实质是耳膜接收到的振动频率与汽车喇叭的振动频率不同所致。这种由于声源与接收者存在相对运动，使得接收者接收到的声信号频率改变的现象，称作多普勒效应。

二、彩色多普勒血流成像的基本原理与彩色显示

人体内时刻明显运动的组织包括心肌以及心腔和血管内的血液，超声波传播到心脏、血管时，处于运动状态的血液内红细胞接收和反射超声波时，均存在多普勒效应。超声探头发射的超声波频率与流动血液接收并反射回到超声探头的超声波频率之间存在以下关系：

$$f_D = f_\lambda - f_0 = \frac{2v}{c} f_0 \cos\theta$$

其中，f_0 为探头发射的超声波频率，f_λ 为探头接收到的超声波频率，f_D 为两者之间的差值，称为频移。v 为血流速度，c 为声速，θ 为超声束方向与血流方向之间的夹角。此算式中，频移信息、声速（1540m/s）、血流方向与超声束之间的夹角都能获知，因此可以计算出血流速度并进行成像。

临床实践中，采用快速傅立叶变换、自相关等多种信号分析算法，通过多普勒效应原理即可快速获得血流速度信息。利用彩色编码技术，可以将血流信息以彩色的方式叠加到灰阶声像图中，形成彩色多普勒血流图（color Doppler flow imaging，

CDFI），即所谓"彩超"。"彩超"中的红色和蓝色代表血流的运动方向，一般将朝向探头流动的血流用红色显示，背离探头流动的血流则表示为蓝色。颜色的明暗度与血流速度有关。也可利用脉冲多普勒技术，直接测量局部的血流速度。当然，上述颜色方向的定义均可随时调节，利用彩色多普勒血流成像时的反转调节选项，也可以将朝向探头的血流显示为蓝色。因此，进行彩色多普勒血流成像时，应结合彩色显示标尺和血流的生理解剖状态一起判断血流的方向是否正常。

肺部超声显像时，只有出现肺组织实变、肺不张或肺内肿物时，才有机会应用彩色多普勒血流成像进行血流信号的评估（图4-7）。

此外，肺部也是人体内时刻运动的器官，并受到心脏搏动的干扰，因此彩色多普勒血流评估时应具体分析，识别伪影（图4-7）。

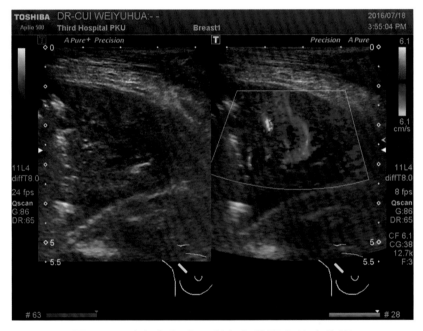

图4-7　肺实变灰阶及彩色多普勒血流声像图

左图显示局部肺组织内气体消失，呈类似实性组织的中等回声。右图显示肺组织内的血流信号分布，其中图像中央的蓝色条带样血流信号为肺静脉，与之相邻的短棒样的红色血流信号为肺动脉。彩色多普勒血流显相框两侧方区域的小片状不规则红色及蓝色区域为伪影。注意，声像图右上角区域的彩色多普勒标尺，红色位于上方，蓝色位于下方。表示声像图中红色表示血流方向朝向探头，蓝色表示血流方向背向探头。基于此，我们判断蓝色为肺静脉，由肺周围向肺门流动，方向背离探头。肺动脉由肺门向外周流动，流动方向朝向探头，因此为红色。

参 考 文 献

[1]　崔立刚 . 胸部超声学 [M]. 3 版 . 北京 : 北京大学医学出版社，2016.

[2]　KREMKAU F W. Sonography: principles and instruments[M]. Ninth Edition. Elsevier – Health Sciences Division，2015.

[3]　张武 . 现代超声诊断学 [M]. 2 版 . 北京 : 科学技术文献出版社，2019.

（崔立刚　胡才宝）

第五章　成人肺部超声常见基本征象

正常肺组织内富含气体，超过 99% 的超声波在肺表面被反射，无法对肺深部病灶进行成像。但当肺组织发生病理变化，肺内的气、水比例改变时，超声可以表现出相应的图像特征。肺部超声常见基本征象是图像识别与疾病诊断的基础。本章将对正常肺组织及常见肺部异常超声征象进行介绍。

（一）胸膜线

胸膜线（pleural line）是超声束在胸壁软组织与肺内气体交界处产生大量反射形成的强回声，在超声下呈光滑、清晰、规则的线性强回声。胸膜线消失、粗糙模糊、不规则或连续中断等均为异常（图 5-1）。

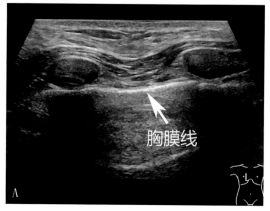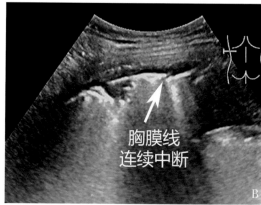

图 5-1　胸膜线

A—正常的胸膜线；B—异常的胸膜线。

（二）A 线

当胸膜下含气良好时，超声束在超声探头与脏层胸膜间发生多重反射，形成线性高回声伪影，称为 A 线（A-line）。超声表现为位于胸膜线下方多条等距、与胸膜线平行的弧形高回声，由浅入深逐渐减弱至消失。A 线提示受检区域胸膜下含气良好或过度充气。当发生气胸，胸膜腔内有气体进入时，也显示为 A 线（图 5-2）。

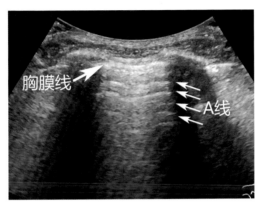

图 5-2　胸膜线及 A 线

（三）"蝙蝠"征

当超声探头沿人体矢状面扫查时，上下相邻两根肋骨强回声及肋间的胸膜线强回声共同构成形似展翅蝙蝠的图像特征，称为"蝙蝠"征（the bat sign）（图 5-3）。

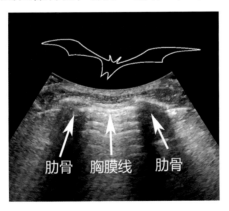

图 5-3　"蝙蝠"征

（四）肺滑动征

B 型超声下脏壁层胸膜随呼吸出现相对滑动，称为肺滑动征（lung sliding）。发生气胸时，由于胸膜腔内充满气体，超声波在到达肺表面前即发生全反射，无法显示气体深面肺部的运动，称为肺滑动消失。当肺部发生病变，呼吸运动消失时，肺滑动也会消失，例如呼吸暂停、胸膜粘连、肺炎、胸膜固定术等（视频 5-1）。

视频 5-1　肺滑动征

（五）"沙滩"征

"沙滩"征（seashore sign）是肺滑动征在 M 型超声下的表现。胸壁不随呼吸而运动，因此胸壁上的每一个取样点不随时间的改变出现位置的变化，呈多条平行线，形如大海里的层层波涛。肺随呼吸收缩、膨胀，往复运动，每一个取样点都出现移动，形成均匀颗粒样点状回声，状如海岸边的沙滩，称为"沙滩"征（视频 5-2，图 5-4）。

视频 5-2　"沙滩"征

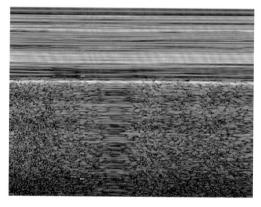

图 5-4　"沙滩"征

（六）平流层征或"条码"征

在 M 型超声模式下，当肺滑动消失时，胸壁与肺均不随呼吸运动，各取样点均不随时间的变化出现位置的改变，肺组织与胸壁均呈现为平行的条带状高回声，称为平流层征（stratosphere sign）或"条码"征（barcode sign）（视频 5-3，图 5-5）。

视频 5-3　肺滑动征消失

图 5-5　平流层征

（七）肺点

肺点（lung point）是正常肺组织与气胸气体的交界区，肺点提示存在气胸。将超声探头置于肺点，吸气时肺膨胀，超声探查到肺组织，肺滑动存在；呼气时，肺部回缩，超声探查到游离气体，肺滑动消失。肺点处的声像图呈动态交替变化，找到肺点就能诊断气胸。尽管利用肺点诊断气胸的敏感性不高（79%），但特异性高达 100%（视频 5-4，图 5-6）。

视频 5-4　肺点

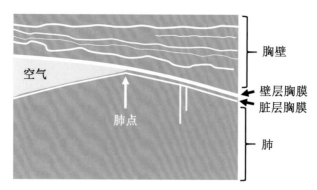

图 5-6　肺点示意图

（八）B 线

当肺间质或肺泡发生炎性渗出或水肿，以及肺间质纤维化等病变累及脏层胸膜时，肺表面出现液 – 气、组织 – 气声学界面，超声波在气体包绕的液体之间产生强烈的震荡，出现振铃效应，即 B 线（B-line）。在声像图上表现为由脏层胸膜垂直发出的激光束样高回声，无衰减直达屏幕下方，A 线消失，随呼吸运动。27% 的正常人在第 11 ～ 12 肋间隙（膈肌上方）可见局限性 B 线，数量不超过 3 条。在一个探查点观察到的 B 线＞ 3 条，即 B 线增多，提示血管外肺水增多。根据 B 线的密集程度，可分为以下几种。

（1）B7 线：相邻两条 B 线的间距约 7mm 时称作 B7 线，B7 线间距与肺小叶解剖间隔距离基本一致，提示小叶间隔水肿增厚（图 5-7A）。

（2）B3 线：相邻两条 B 线的间距约 3mm 时称作 B3 线，每个肺泡直径约 3mm，B3 线提示肺泡间隔水肿（图 5-7B）。

（3）B+ 线：某一探查点出现大量密集 B 线时称为 B+ 线，提示肺泡间质综合征。B 线密集排列，难以区分计数，遍布整个肺野时，声像图显示为广泛的 B 线样强回声，称为"白肺"（white lung）（图 5-7C）。

（4）随 B 线密集程度的增加，提示水肿程度增加。如整个肋间隙内表现为密集存在的 B 线而肋骨声影仍清晰显示，称为融合 B 线。如肺野内存在过于密集的 B 线，则可能导致整个扫查区域内的肋骨声影几近消失，称为致密 B 线。

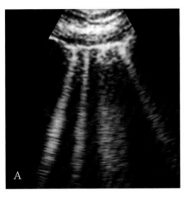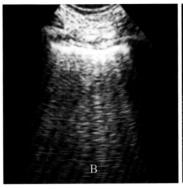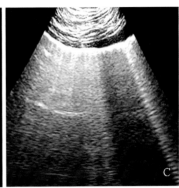

图 5-7 B线

A—B7 线；B—B3 线；C—B+ 线。

（九）肺实变

肺泡内气体消失，肺泡腔内充满液体（渗出液、漏出液、血液等）形成实性改变，称为肺实变（lung consolidation）。

（1）小片状的肺实变呈"碎片"征（pieces sign），是局部实变区域的肺组织与周围及深方含气肺组织形成（添加）边界不清、交错分布的高回声，呈不规则碎片样改变（图 5-8）。

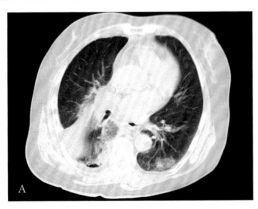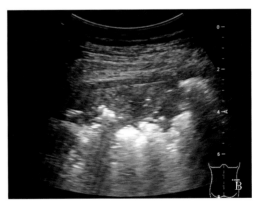

图 5-8 小片状的肺实变

A—CT 示右肺小片实变影；B—"碎片"征。

（2）肺实变区域较大，累及整个肺段甚至肺叶时，声像图类似实性组织回声，边界清晰，内部可见肺血管形成的纹理，称为"肝组织样"征（liver-like tissue sign）（图 5-9）。可伴有支气管充气征（air bronchogram）（图 5-10）或支气管充液征（liquid bronchogram）（图 5-11），两者均沿支气管分布，前者为索条样高回声，是支气管内残留气体造成的，后者为短棒状或树枝样低至无回声，是支气管被液体填充的表现。若该支气管保有通气功能，则在实时超声下可见动态支气管充气征（dynamic air bronchogram），表现为支气管内高回声的气体随呼吸闪烁移动。

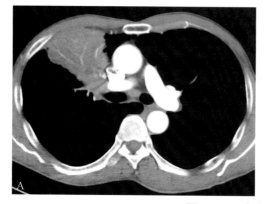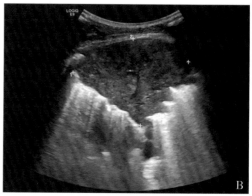

图 5-9　肺实变区域较大

A—CT 示右肺大片实变影；B—"肝组织样"征。

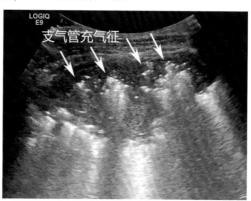

图 5-10　支气管充气征

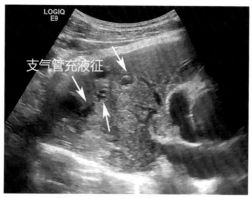

图 5-11　支气管充液征

（3）如肺实变范围较大、程度较重且接近心脏边缘时，在实时超声下可见实变肺组织随心脏的跳动而搏动，称为肺搏动征（lung beat sign）（视频5-5）。

视频5-5　肺搏动征

（十）胸腔积液

胸膜腔内液体的产生和吸收速度失衡造成过量液体积聚在胸膜腔内称为胸腔积液（hydrothorax），超声表现为胸膜腔内无回声区，后方回声增强，因积液性质不同，无回声区内的透声程度不同，可以看到细密点状回声、絮状回声等，大量积液还可伴有压缩性肺不张（图5-12）。

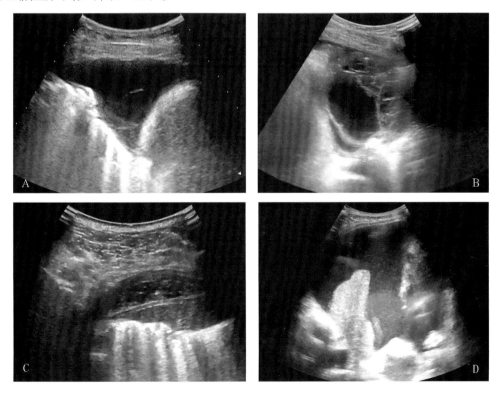

图5-12　几种胸腔积液的声像图

A—胸腔积液；B—胸腔积液伴纤维分隔；C—包裹性胸腔积液图；D—大量胸腔积液伴肺不张。

（十一）Z 线

Z 线（Z-line）是与 B 线相似的由脏层胸膜向深部发出的放射状高回声，在接近胸膜的区域与 B 线相似，但会逐渐衰竭，在屏幕中下方消失，无病理意义，需要与 B 线鉴别。

参 考 文 献

[1] MATHIS G. Thoraxsonography. Part II: peripheral pulmonary consolidation[J]. Ultrasound Med Biol，1997，23（8）：1141–1153.

[2] SOLDATI G，DEMI M，SMARGIASSI A，et al. The role of ultrasound lung artifacts in the diagnosis of respiratory diseases[J]. Expert Rev Respir Med，2019，13（2）：163–172.

[3] SARTORI S，POSTORIVO S，VECE F D，et al. Contrast-enhanced ultrasonography in peripheral lung consolidations：What's its actual role?[J]. World J Radiol，2013，5（10）：372–380.

[4] LICHTENSTEIN D A, MEZIÈRE G, LASCOLS N, et al. Ultrasound diagnosis of occult pneumothorax[J]. Crit Care Med，2005，33（6）：1231–1238.

（王茵　毕珂　胡才宝）

第六章　新生儿及儿童肺部超声常见基本征象

肺部疾病是新生儿和儿童常见疾病，也是造成 5 岁以下儿童死亡的首要原因。肺部超声（lung ultrasound，LUS）对肺部疾病具有确切诊断价值，其敏感性、特异性和准确性均超过传统胸部 X 线。虽然不同肺部疾病具有不同的超声影像学特点，但均以一些基本超声影像学征象的变化为基础。为了便于初学者更好地学习和掌握肺部疾病超声技术，本章对这些基本征象做一介绍。

（一）胸膜线

胸膜线（pleural line） 是由于胸膜与肺表面界面存在声阻抗差异所形成的强回声反射，在超声下呈光滑、清晰、规则的线性高回声影像（图 6-1）。如胸膜线消失、粗糙模糊、不规则或连续性中断等均为异常。

（二）A 线

A 线（A-line）系当声束与胸膜垂直时，因混响效应形成多重反射而产生的一种与胸膜线平行的线性高回声伪影，位于胸膜线下方，超声下呈一系列与之平行、光滑、清晰、规则的线性高回声影像，彼此间距相等，回声由浅入深逐渐减弱至消失（图6-2）。

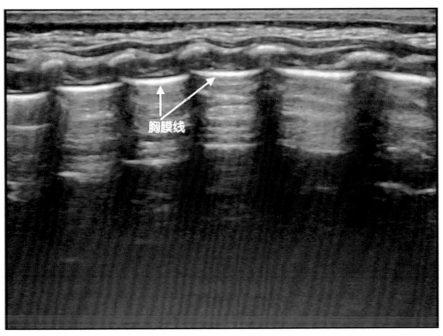

图 6-1 胸膜线

在 B 型超声下，胸膜线呈光滑、清晰、规则的线性高回声。

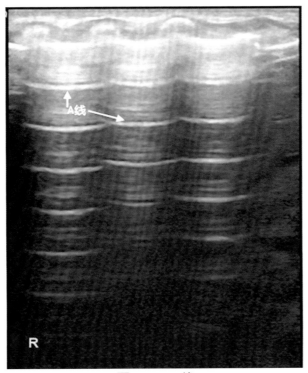

图 6-2 A 线

A 线是一种伪影，在 B 型超声下，也呈光滑、清晰、规则的线性高回声。

（三）B 线

当肺泡或（和）肺间质内含水量增加时，在超声下可见到一种起始于胸膜线并与之垂直、呈放射状发散至肺野深部、散在分布的线性高回声伪影，称为 B 线（ B -line）（图 6-3A）。因此，在超声下见到 B 线提示肺内含水量增加，可能存在肺水肿。

当肺内含水量较少时，B 线常散在分布于少数肋间隙内，这种散在分布的少数几条 B 线不一定有临床意义。如果多个肺野内均可见到 B 线，则对肺水肿有诊断意义。

当肺组织含水量较多时，则散在的 B 线可互相融合而占据整个肋间隙，这种能够占据整个肋间隙，但肋骨声影仍清晰显示的 B 线，称为融合 B 线（confluent B-line）（图 6-3B）。

肺内含水量进一步增加，B 线可进一步融合进而导致整个扫描区域内的肋骨声影完全消失或基本消失，这种能够导致整个扫描区域内肋骨声影基本消失的 B 线，称为致密 B 线（compact B-line）（图 6-3C）。

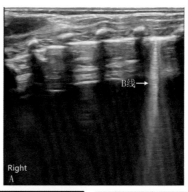

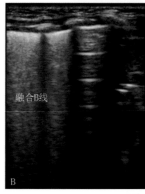
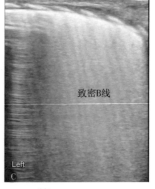

图 6-3　B 线

A—B 线，B 线也是一种伪影，起始于胸膜线并与之垂直，呈放射状发散至肺野深部、直达扫描屏幕的边缘；B—融合 B 线，B 线互相融合占据整个肋间隙，但肋骨声影仍清晰显示；C—致密 B 线，B 线互相融合占据整个肋间隙，且肋骨声影显示不清。

肺含水量继续增多，则可导致双侧肺部的每一肺野均表现为致密B线，此时称为弥漫性"白肺"（diffuse white lung）或双侧"白肺"（bilateral white lung），简称"白肺"（white lung）。

由上述可知，在超声下当肺野内出现上述征象时，提示存在不同程度的肺水肿（lung edema），而"白肺"则是肺水肿最严重的程度。因此，我们把B线、融合B线、致密B线和"白肺"等代表不同程度肺水肿的超声征象，统称为肺水肿综合征（lung edema syndrome，LES）。

（四）双肺点

双肺点（double lung point，DLP）自文献报道以来，有不同的理解和说法，引起了混乱。为便于理解和更好地应用，我们根据长期的临床观察和应用实践经验，此处重新作出如下定义：由于上下肺野水肿程度不同，在超声影像的上下肺野之间形成一鲜明的分界线或分界点，称为双肺点（图6-4）。因此，双肺点仅见于肺水肿，只不过上下肺野水肿的程度不同。

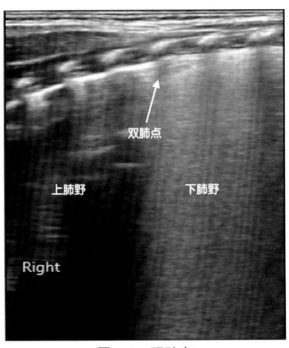

图 6-4　双肺点

由于上下肺野水肿的程度不一致，在二者之间形成一鲜明的分界点，即双肺点。

（五）肺滑动征

当探头与肋骨垂直扫描时，在实时超声下于胸膜线处可见脏层胸膜与壁层胸膜随肺部呼吸运动而产生一种水平方向的相对滑动，称为肺滑动征（lung sliding）（视频6-1）。肺滑动征消失见于气胸、胸膜粘连等。

视频6-1　肺滑动征

在实时超声下，可见胸膜线随呼吸运动而产生的一种水平方向的相对滑动，即肺滑动征。

（六）肺点

在实时超声下，随着吸气和呼气运动，肺滑动存在与肺滑动消失交替显示的分界点。可准确定位气胸时气体的边界，对局灶性气胸的诊断与鉴别具有特异性价值（视频6-2）。

视频6-2　肺点

在实时超声下，可见到肺滑动存在与肺滑动消失交替出现的分界点，即肺点。

（七）“竹节”征

在 B 型超声下，胸膜线与 A 线均呈光滑、清晰、规则的线性高回声，二者等间距平行排列，形成一种类似竹节样改变的征象，称为“竹节”征（bamboo sign）。“竹节”征是新生儿与儿童正常肺部超声影像学表现，A 线回声由浅入深逐渐减弱至最后消失（图6-5）。但在气胸时，也可表现为“竹节”征，因此，虽然正常情况下表现为“竹节"征，但在 B 型超声见到"竹节"征并不一定就是正常。

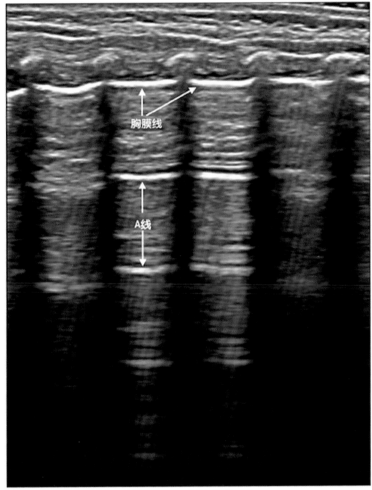

图 6-5　"竹节"征

　　在 B 型超声下，胸膜线与 A 线等间距平行排列，形成一种类似竹节样表现的超声征象，称为"竹节"征。可见于正常肺部和气胸患儿。

（八）"沙滩"征与平流层征

　　在 M 型超声下，可见由胸膜线上方波浪线样的线性高回声、胸膜线及胸膜线下方由肺滑动产生的均匀颗粒样点状回声共同形成的一种类似海滨沙滩样表现的超声影像，称为"沙滩"征或"海岸"征（seashore sign）。当肺滑动消失时，则胸膜线下方的颗粒样点状回声被一系列平行线所替代，称为平流层征或"条码"征（barcode sign）（图6-6）。

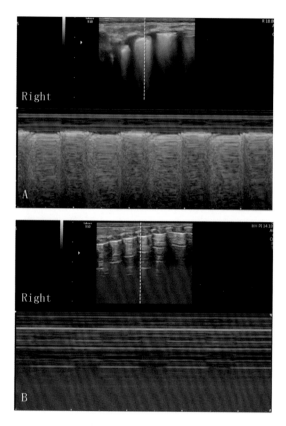

图 6-6 "沙滩"征和平流层征

A—"沙滩"征,当肺滑动存在时,肺部超声影像在 M 型超声下呈现出一种颗粒样征象;B—平流层征。当肺滑动消失时,肺部超声影像在 M 型超声下呈现出一种平行线样征象,主要见于气胸或胸膜粘连患者。

(九)肺实变伴支气管充气征

在超声影像上呈"肝样变"的肺组织称为肺实变(lung consolidation);在实变区内常可见点状或线样高回声反射影像,为支气管内的气体所形成,称为支气管充气征(air bronchogram);偶在支气管内可见无回声或低回声反射影像,为支气管内有液性分泌物所形成,称为支气管充液征(fluid bronochogram);实变程度较重者,在实时超声下可见实变区内气体随呼吸运动而运动,或可表现为吸气相含气量增加、呼气相含气量减少,称为动态支气管充气征(dynamic air bronchogram)(图 6-7,视频 6-3)。

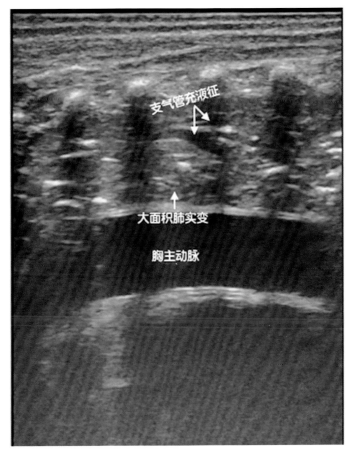

图 6-7　肺实变伴支气管充气征和支气管充液征

大面积肺不张患儿，在超声下可见大面积肺实变及位于实变区内的支气管充气征（高回声反射）和支气管充液征（无回声反射）。

视频 6-3　动态支气管充气征

在实时超声下，可见实变区内的支气管充气随呼吸运动而产生的一种动态征象，即动态支气管充气征。

（十）"碎片"征

在超声影像上，实变肺组织与充气肺组织的交界区所形成的不规则高回声反射影像，形似碎片，称为"碎片"征（shred sign）（图6-8）。

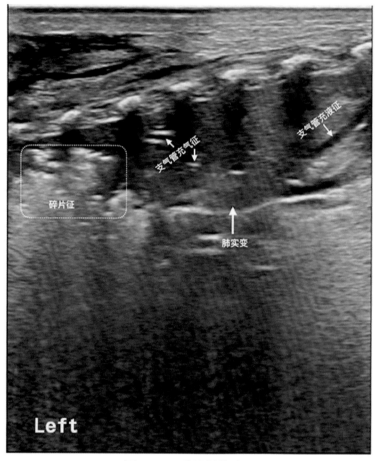

图6-8　"碎片"征

大面积肺实变患儿，超声下可见实变区内的支气管充气征、支气管充液征及位于实变区边缘的"碎片"征（虚线内的高回声反射）。

（十一）肺搏动征

实变的肺组织，如实变程度较重、范围较大而接近心脏边缘时，在实时超声下可见实变肺组织随心脏的搏动而搏动，亦即心脏搏动引起邻近实变肺组织产生的一种压缩性运动，称为肺搏动征（lung pulse）（视频6-4）。

视频 6-4　肺搏动征

在实时超声下，可见实变肺组织随心脏的搏动而搏动，即肺搏动征。

参 考 文 献

[1] HILES M，CULPAN A M，WATTS C，et al. Neonatal respiratory distress syndrome: chest X-ray or lung ultrasound? A systematic review[J]. Ultrasound，2017，25（2）：80-91.

[2] ALRAJHI K，WOO M Y，VAILLANCOURT C. Test characteristics of ultrasonography for the detection of pneumothorax: a systematic review and meta-analysis[J]. Chest，2012，141（3）：703-708.

[3] ORSO D，BAN A，GUGLIELMO N. Lung ultrasound in diagnosing pneumonia in childhood: a systematic review and meta-analysis[J]. J Ultrasound，2018，21（3）：183-195.

[4] LIU J，LOVRENSKI J，YE H A，et al. Neonatal lung diseases: lung ultrasound or chest x-ray[J]. J Matern Fetal Neonatal Med，2019：1-6.

[5] LICHTENSTEIN D A. BLUE-protocol and FALLS-protocol: two applications of lung ultrasound in the critically ill[J]. Chest，2015，147（6）：1659-1670.

[6] 刘敬，曹海英，程秀永. 新生儿肺部疾病超声诊断学 [M]. 郑州：河南科学技术出版社，2013.

[7] LIU J，COPETTI R，SORANTIN E，et al. Protocol and guidelines for point-of-care lung ultrasound in diagnosing neonatal pulmonary diseases based on international expert consensus[J]. J Vis Exp，2019：145.

[8] TOUW H R，TUINMAN P R，GELISSEN H P，et al. Lung ultrasound：routine practice for the next generation of internists[J]. Neth J Med，2015，73（3）：100-107.

[9] 中华医学会儿科学分会围产医学专业委员会，中国医生协会新生儿科医生分会超声专业委员会，中国医药教育协会超声医学专业委员会重症超声学组，等. 新生儿肺部疾病超声诊断指南 [J]. 中华实用儿科临床杂志，2018，33：14.

[10] LICHTENSTEIN D A，LASCOLS N，PRIN S，et al. The "lung pulse": an early ultrasound sign of complete atelectasis[J]. Intensive Care Med，2003，29（12）：2187–2192.

（刘敬　胡才宝）

第七章　成人肺部超声的检查规范

肺部超声检查较其他脏器的超声检查在技术上相对容易，掌握规范的扫查方法，理解肺部超声各种征象的形成机制及其病理生理学意义，就能通过这些征象了解肺部的功能状况，从而获得诊断以及功能评估信息。

第一节　仪器与探头

一、仪器设备

肺部超声检查可以使用可移动台式多功能设备、便携式设备（手提式、掌上超声仪）及远程设备（远程超声机器人）等。

（1）大型台式多功能设备可实现 B 型、彩色多普勒以及超声造影、弹性成像等功能，不仅可以进行常规肺部检查与诊断，还能进行心脏、腹部等超声检查，有助于全面了解患者各器官解剖和功能状况，以及引导经皮穿刺、消融治疗等操作。

（2）对于危急重型患者，为争取抢救时间，一般选用便携式设备，包括手提式及掌上超声仪，可以快速进行床旁检查与诊断。

（3）对于 COVID-19 患者，除上述设备外，还可以应用远程超声设备，如远程超声机器人，可以利用信息技术通过手柄操作进行远程超声检查，不仅可以进行专家会诊，充分发挥专家团队优势，还能杜绝医生的感染风险，减少防护物资的损耗。

二、超声探头

一般依据患者体型、胸壁厚度及重点观察的病变部位进行探头的选择（图 7-1）。

（1）低频凸阵探头：体积大，频率低，视野较宽、较深，适合检查肥胖或胸壁较厚的患者以及观察位置较深、体积较大的病灶，例如胸腔积液、肺实变、肺肿瘤等。

（2）高频线阵探头：频率高，分辨力高，主要用于观察胸膜病变或气胸，以及紧贴胸膜的小病灶，对婴幼儿和新生儿尤为适用。

（3）相控阵探头：体积小，频率低，常规用于心脏检查，可以用于肋间隙狭窄患者，在心肺联合超声检查时，可不更换探头，达到快速操作的目的。

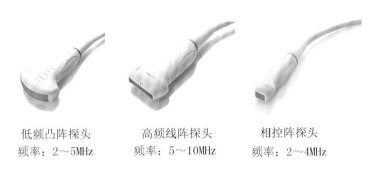

低频凸阵探头　　　　　高频线阵探头　　　　　相控阵探头
频率：2～5MHz　　　　频率：5～10MHz　　　　频率：2～4MHz

图 7-1　超声检查探头

第二节　检查方法

一、肺分区方案

常用方案包括单侧 6 分区方案、单侧 8 分区方案以及急诊床旁肺超声检查（bedside lung ultrasound in emergency，BLUE）方案等。

（一）单侧 6 分区方案

以腋前线、腋后线和脊柱旁线为界，将每侧肺分为前胸、腋下和背部三个区域，两侧肺部即被分为 6 个区域。必要时，以两侧乳头下方连线为界，将肺部分为上、下两个部分，双侧肺部被分为 12 个区域（图 7-2A，图 7-2B）。

（二）单侧 8 分区方案

针对 COVID-19 患者的肺部病变以双侧、周边、多灶的特点，可采用单侧 8 分区法进行更细致的肺部超声检查，多用于肺复张评估。

在俯卧位下以脊柱旁线、肩胛线和腋后线将背部分为 3 个部分，每个部分等分为上、中、下三个区，每侧除去被肩胛骨遮挡的区域共 8 个区域，双侧肺部共被分为 16 个检查区（图 7-2C）。

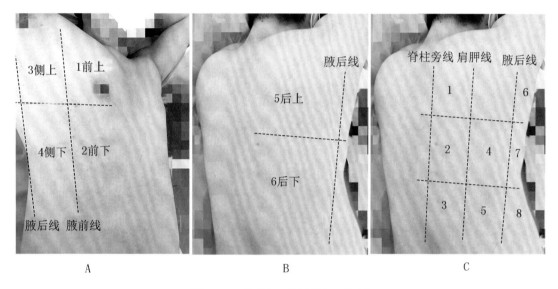

图 7-2　单侧 6 分区及 8 分区

A—单侧 6 分区方案（前侧胸部）；B—单侧 6 分区方案（背部）；C—单侧 8 分区方案。

（三）BLUE 方案

对上蓝点、下蓝点、膈肌点、PLAPS（posterolateral alveolar and/or pleural syndrome，后侧肺泡 - 胸膜综合征）点及后蓝点部位进行扫查，双侧肺部共 10 个点（图 7-3）。

具体操作如下。

双手平放在前胸壁、拇指交叉重叠，头侧手小指紧靠锁骨下缘、指尖置于胸骨正中线，足侧手小指外缘相当于肺下缘的前缘（膈肌线），双手覆盖的区域相当于一侧肺部的区域。

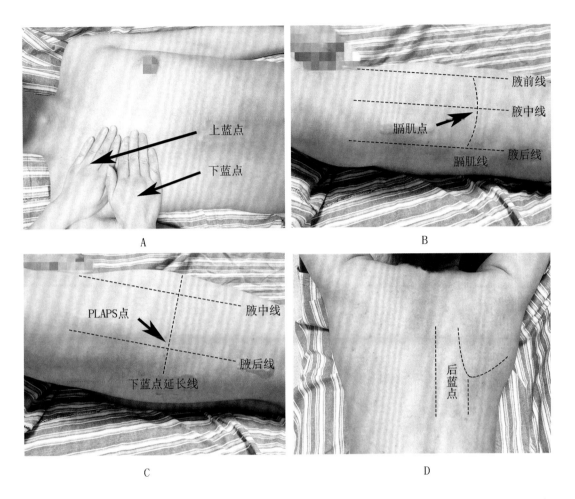

图 7-3　急诊床旁肺超声检查

　　A—BLUE 方案（前胸部）；B—BLUE 方案（侧胸部）；C—BLUE 方案（后侧胸部）；D—BLUE 方案（背部）。上蓝点：上方手第 3、4 掌指关节所对应的点。下蓝点：下方手掌心所对应的点。膈肌点：膈肌线水平向后的延长线与腋中线的交点。PLAPS 点：下蓝点水平向后的延长线与腋后线的交点。后蓝点：背侧肩胛下线与脊柱旁线所围成的区域。

二、扫查方法

　　（1）将探头垂直于胸壁，采用平行肋间隙横切、斜切，或垂直肋间隙纵切的连续性扫查方法（视频 7-1，视频 7-2）。

视频 7-1　沿肋间横切或斜切扫查

视频 7-2　垂直肋间纵切扫查

（2）肋间隙的分布具有一定的规律性，自腋后线始向前下斜向走行，呈前下斜插口袋姿势。

（3）可以结合临床信息针对不同疾病的好发部位进行快速、重点扫查，也可沿肋间隙层层扫查以防遗漏病变。如 6 分区法扫查中，由于气胸气体聚集于前肺区，故主要进行前胸部扫查；对肺不张或肺实变患者采用侧胸部扫查；对胸腔积液、肺水肿患者采用仰卧位或略对侧卧位后侧胸部扫查。

（4）如果已有胸部 X 线或 CT 资料，可参照病变部位进行重点扫查，能更快捷有效地对病变进行检查和评估。

三、结果记录与半定量评分

分区方案中将每个区域检查的最差征象作为该区域的最终判定征象，结果可记录为以下 5 种基本类型。

（1）N 类：超声表现为 A 表现（A 线伴胸膜滑动征）或伴有 ≤ 2 条独立的 B 线，提示肺充气良好。

（2）B1 类：超声表现为多条 B 线，B 线之间间隔约 7mm（B7 线），提示肺充气中度减少。

（3）B2类：超声表现为多条B线，B线之间间隔≤3mm（B3线）或有多条融合的B线，提示肺充气严重减少。

（4）C类：超声表现为"肝样组织"征或"碎片"征，有动态支气管充气征，伴或不伴少量胸腔积液，提示肺实变。

（5）AT（atelectasis）类：超声表现为肺"肝样组织"征，常有肺容积减小并伴多量胸腔积液，提示肺不张，与肺实变计分相同。

按照N=0，B1=1，B2=2，C、AT=3计分，将各区域评分相加进行半定量评分，总分为36分。

第三节 肺部超声诊断流程

肺部超声诊断流程是结合临床目的、根据超声图像特征进行诊断分析的过程，不仅可以辅助对肺部疾病的诊断，同时还是重症超声的重要组成部分，是进行呼吸和循环功能评估的重要环节，肺部超声参与组成多个重症方案，如急性呼吸衰竭病因评估的BLUE方案、早期诊断急性低氧性呼吸衰竭的CCUS（critical care ultrasonography）方案、重症超声急会诊CCUE（critical care ultrasonic examination）方案、目标导向超声心动图检查FATE（focus assessed transthoracic echocardingraphy）方案、休克循环评估RUSH（rapid ultrasound in shock）方案等，主要用于重型患者的肺部功能评估，协助临床医生及时了解患者的肺心功能状况，及时调整治疗方案。本章主要介绍以下三个诊断方案。

一、BLUE方案

（1）BLUE方案是法国学者Lichtenstein等于2008年创建的急诊床旁肺部超声的检查方案，该方案目前已成为超声肺扫查的基本方法，美国胸科医生协会推荐其作为重型患者的标准诊疗手段之一（图7-4）。

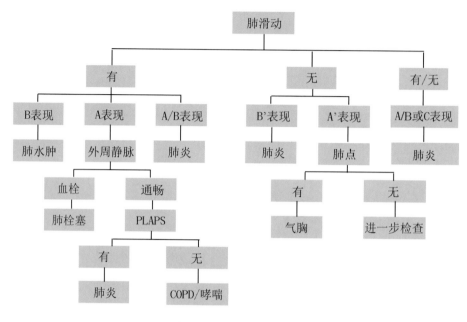

图 7-4　BLUE 方案

A 表现：A 线 + 肺滑动征。

B 表现：双侧 B 线 + 肺滑动征。

A/B 表现：单侧 B 线 + 肺滑动征。

A' 表现：A 线 + 肺滑动征消失。

B' 表现：双侧 B 线 + 肺滑动征消失。

C 表现：肺实变。

PLAPS：后侧肺泡 - 胸膜综合征（在后侧胸部检查时发现"破布"征、实性组织征、胸腔积液等局部肺炎的征象）。

（2）BLUE 方案是一个简单的超声分析过程，通过对超声特征资料的分类，可对超过 90% 的急性呼吸衰竭患者的 5 种最常见的病因做出判断，包括肺水肿、慢性阻塞性肺疾病（chronic obstructive pulmonary disease，COPD）、肺栓塞、气胸和肺炎，诊断率都超过了 90%。可以发现大部分 CT 显示的肺外周型病变和胸膜病变，能极大地减少检查时间，快速获得诊断。不足之处为超声检查点受患者体型差异和膈肌位置影响，操作中存在一定误差。

二、早期诊断急性低氧性呼吸衰竭的 CCUS 方案

CCUS 方案在 2015 年被 Sekiguchi 等提出，整合了左心功能、肺及下腔静脉的超

声检查特征，用于早期诊断急性低氧性呼吸衰竭的常见病因，包括肺炎、肺不张、COPD、肺栓塞、气胸、ARDS、心源性肺水肿，其受试者工作特征曲线下面积达到了0.82，并独创性地将左侧胸腔积液量作为心源性肺水肿和ARDS的区分指标（图7-5）。

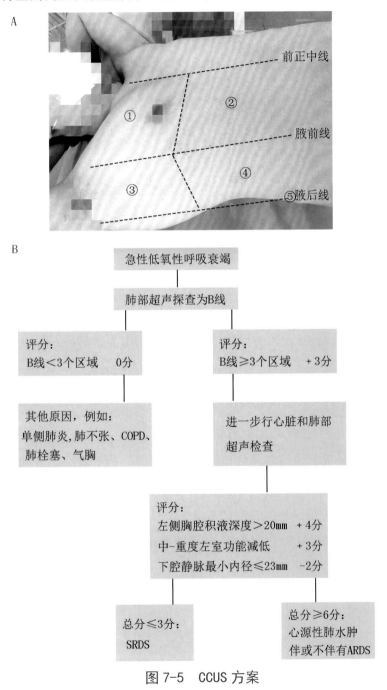

图 7-5　CCUS 方案

A—CCUS 方案的胸部超声检查区；B—早期诊断急性低氧性呼吸衰竭 CCUS 方案。

国内学者根据该流程，结合临床诊断思维，提出了易于理解和快速操作的改良呼吸困难超声诊断流程，更易于推广和使用（图7-6）。

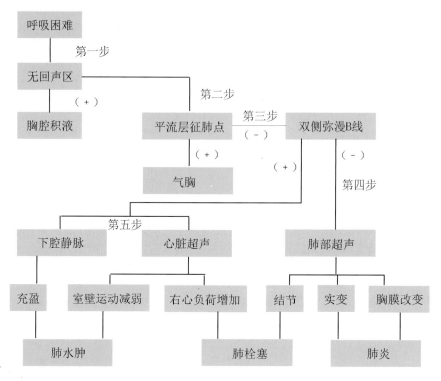

图7-6 改良呼吸困难超声诊断流程

三、重型超声急会诊 CCUE 方案

肺部超声在突发重型的早期评估与快速精细分级、指导重型患者的呼吸治疗及循环管理中具有重要的应用价值。北京协和医院王小亭等提出了适用于重型患者急性呼吸困难或血流动力学不稳定病因诊断的 CCUE 方案，其在 BLUE 方案的基础上将心脏进行全面评估并结合临床资料，可快速、准确地查找病因，有条件的还可对颅脑、肾脏、胃肠道进行进一步拓展（图7-7，图7-8）。

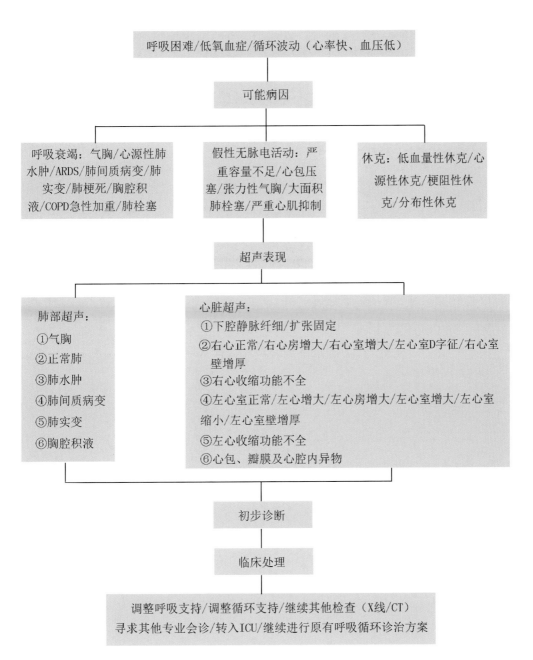

图 7-7 重型超声急会诊 CCUE 方案

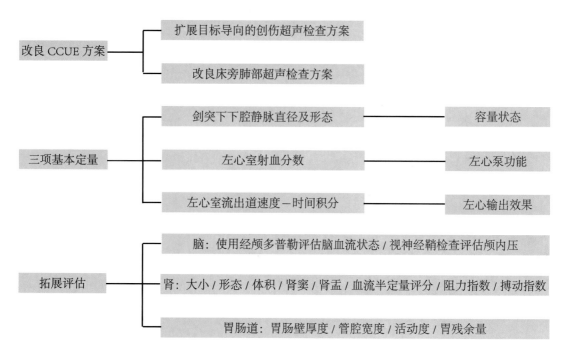

图 7-8　进阶重型超声急会诊 CCUE 方案

参 考 文 献

[1]　王茵，张雷.超声技术在 2019- 冠状病毒病诊治中的应用 [J]. 结核病与肺部健康杂志，2020，9（1）：3-6.

[2]　王金锐，吕发勤，张茂.新型冠状病毒肺炎超声诊断实用手册 [M]. 2 版.北京：中华人民共和国国家卫生健康委员会能力建设和继续教育中心，2020.

[3]　LICHTENSTEIN D A，MEZIERE G A. Relevance of lung ultrasound in the diagnosis of acute respiratory failure: the BLUE protocol[J]. Chest，2008，134（1）：117-125.

[4]　SEKIGUCHI H，SCHENCK L A，HORIE R，et al. Critical care ultrasonography differentiates ARDS, pulmonary edema, and other causes in the early course of acute hypoxemic respiratory failure[J]. Chest，2015，148（4）：912-918.

[5]　尹万红，王小亭，刘大为，等.重症超声临床应用技术规范 [J]. 中华内科杂志，2018，57：6.

[6]　王小亭，刘大为，张宏民，等.扩展的目标导向超声心动图方案对感染性休克患者的影响 [J]. 中华医学杂志，2011，91：27.

[7]　PERERA P，MAILHOT T，RILEY D，et al. The RUSH exam: rapid ultrasound in shock in the evaluation of the critically lll[J]. Emerg Med Clin North Am,2010,28（1）:29-56.

[8]　床旁超声在急危重症临床应用专家共识组.床旁超声在急危重症临床应用的专家共识 [J]. 中华急诊医学杂志，2016，25：1.

[9]　王小亭，赵华，刘大为，等.重症超声快速管理方案在 ICU 重症患者急性呼吸困难或血流动力学不稳定病因诊断中的作用 [J]. 中华内科杂志，2014，53：10.

（王茵　毕珂　胡才宝）

第八章　新生儿及儿童肺部超声的检查规范

虽然肺部超声已开展多年，但就整个超声的发展历史而言无疑仍是一项新技术，肺部超声仍未普及。在这个技术的发生发展和成熟过程中，经过摸索、总结和临床实践，摸索出了适合新生儿或儿童肺部超声检查的一些基本规范。了解和掌握这些规范，对初学者减少学习弯路、尽快掌握肺部疾病超声诊断技术有一定借鉴价值。

第一节　探头的选择

新生儿肺部超声检查使用线阵探头，探头频率在 10MHz 以上，以保证足够的分辨率，能够发现微小的实变等异常。通常体重越低、胎龄越小，使用的探头频率越高；当患儿较大，穿透力不足时，可以降低频率或改为略低频率的线阵探头。检查儿童时，也可以考虑使用高频凸阵探头。

第二节　预设条件

（1）深度调节（depth）：在对新生儿和小婴儿进行肺部超声扫描时，一般设置的深度为 4 ~ 5cm。偶有需从剑突下经肝脏扫描膈肌和肺底的情况，此时应将扫描深度增加到 6 ～ 7cm，可同时激活凸型扩展（virtual convex）以增加远场的视野范围。

（2）动态范围与压缩（dynamics and compression）：动态范围是指能够被显示的最大振幅与最小振幅之比。动态范围越小或动态范围对比度 (dynamic contrast) 越大，图像表现越粗糙，颗粒感比较强，可增加回声差异的显著性，可以凸显"彗星尾"征和多重反射；动态范围越大或动态范围对比度越小，图像表现越细腻，可以提供更好的细节分辨率。在新生儿肺部超声成像中，在确定肺滑动或定性、定量 B 线时，需要高对比分辨率；但在扫查胸腺或实变与积液时，可以直接使用小器官的条件，不适合使用太高或太低的对比分辨率。

（3）谐波成像（harmonics imaging）与基波成像（fundamental imaging）：声波在组织内传播，由于组织的非线性性质产生畸变，形成整数倍于基频频率的谐波信号，其中二倍频率往往是所有谐波信号中最强的。谐波成像可提高信噪比，降低多重反射、旁瓣和栅瓣伪影。在肺部超声成像中，可以选择使用谐波成像，使图像表现更细腻，噪声少。但在使用谐波后，因频率增加，后方衰减增加，同时因为谐波减少了多重反射伪影，因此胸膜的多重反射被弱化，尤其在远场弱化明显，A 线显示不清晰。如采用基波成像，虽图像略显粗糙，但胸膜线的多重反射比较明显，在远场仍可显示清晰的 A 线。因此，需要在实际工作中根据需要而选择不同的成像模式。

（4）聚焦点数量和位置（fucos numbers and position）：聚焦使声束变窄，改善图像的侧向分辨率。在聚焦点位置，图像的侧向分辨率最好，远离聚焦点位置时，侧向分辨率下降。因此可以采用多点聚焦来改善图像从近场到远场的所有区域的侧向分辨率。但聚焦点数目增加，帧频会下降。在新生儿，尤其是有心肺疾病的患儿，因其呼吸频率增快，需要较高的帧频捕获信息。因此在新生儿肺部超声检查，一般采用 1 或 2 个聚焦点，聚焦点放置在胸膜线的位置，以显示清晰胸膜线；同时也使 A 线显示较为清晰；当聚焦点远离胸膜线时，不仅胸膜线显示模糊，A 线显示也模糊。

（5）边缘增强（edge enhancement）：通过提高灰阶差异，使邻近组织间的边界及细微组织差异更加明显。该值设定越高，在轴向上清晰度越好，同时图像也变得颗粒感越强。肺部超声检查时要适当增加边缘增强，方便观察胸膜线。

（6）斑点噪声抑制（specke reduction imaging，SRI）：斑点噪声一般呈颗粒纹理，噪声多时会降低图像品质，影响细节分辨率。使用 SRI 降低噪声，使图像更加柔和，边界平滑。在新生儿肺部超声扫描时常常设置为 2 ～ 4。如果不使用 SRI，图像颗粒感略明显，线性结构显示欠平滑。

（7）时间增益补偿（time gain compensation，TGC）：又称距离增益补偿。超声波在组织中传播时，随深度增加衰减也逐渐增加，近场和远场的回声信号强度可以相差 100dB 以上。为获取均匀一致的图像，可以分别对近场和远场及图像中间区域的回声信号进行分段抑制或提升，以获得均匀一致的图像。

（8）增益（gain）：是对接收信号的放大，不改变声输出功率。增益要使用恰当，增益太低，信号不够；增益太高，噪声信号也同时被放大。

第三节　检查方法

（1）肺部分区：通常以腋前线、腋后线为界，将肺部分成前、侧、后三个区域，即两侧肺部被分为 6 个区域（6 区分区法）。为防止遗漏，还可以以两侧乳头连线为界，把每侧肺部分成上下两部分，这样双侧肺部就被分成 12 个区域（12 区分区法）（图 8-1）。在对肺部进行超声检查时，需对肺部的各个区域进行纵向（探头与肋骨垂直）或横向（探头沿肋间隙走行）扫查，以纵向扫查（与身体纵轴平行）最为重要和常用；而沿着肋间隙的平行扫描往往有助于发现局限于某一肋间和胸膜下的细小病变。但无论是垂直扫描还是平行扫描，均遵循从上到下、从内到外的原则。

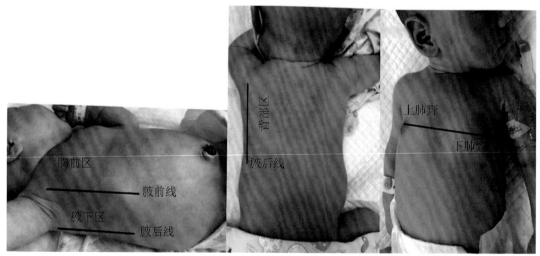

图 8-1　肺部分区方法

以腋前线、腋后线和乳头连线为界，把每侧肺部分成 6 个区域，则双侧肺部被分成 12 个区域，以提示全面检查、防止遗漏。

（2）患儿体位：可以将患儿置于仰卧、侧卧或俯卧位，分别对双侧肺部的每一肺野进行扫描。在实际工作中，应根据患儿所处的体位，从最方便检查的部位开始检查，不必拘泥于固定的流程。通常情况下，对某一两个肺野或分区进行检查后，即可明确诊断；因此，对重型患儿，为了争取抢救、治疗时间和减少对患儿的不良刺激，没有必要对所有分区均进行全方位扫查。由于从背部扫查更便于操作，又避开了心脏和大血管的干扰，而且从背部扫查即可发现大多数肺部病变，因此，我们更习惯于首先从背部扫查；但对高度怀疑肺部病变，而经背部扫查又没有发现异常时，应将探头移至其他部位进一步仔细扫查，这种情况对肺炎、胎粪吸入或假性肺不张的诊断更有意义。

（3）扫描模式的选择：最常用的扫描模式是使用二维超声进行检查。实际上，使用二维超声就可以对大多数肺部疾病做出明确诊断。在新生儿或儿童时期，M型超声的最大用处就是气胸协助诊断，尤其对于初学者有帮助。偶有需要使用彩色多普勒超声对血管、气管及动静脉进行鉴别的情况（图8-2）。

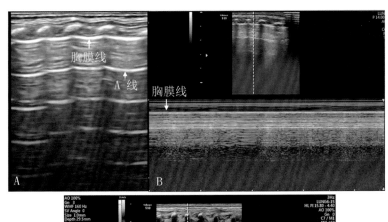

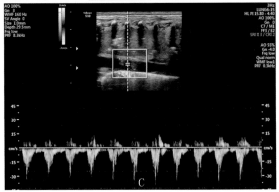

图8-2　新生儿正常肺部B型和M型超声表现

A—新生儿正常肺部在B型超声下呈"竹节"征；B—在M型超声下呈"沙滩"征；C—彩色多普勒超声。在大面积肺不张组织内可见条形无回声区，多普勒超声显示典型动脉血流频谱，提示该无回声影像为胸主动脉。

（4）宽景成像扫描（extended view）：沿着探头标志点侧向滑动探头时，可以将采集的每一帧图像构建成一幅扩展图像，即宽景成像扫描。该图像比探头的扫描视野要宽很多，可以全面展示感兴趣区和其比邻结构，有助于全面评估每一肺部的整体状况（图8-3）。进行宽景成像扫描时，保持探头在初始状态，沿着探头标志点方向匀速滑动探头，不可倒退或改变探头前进方向。

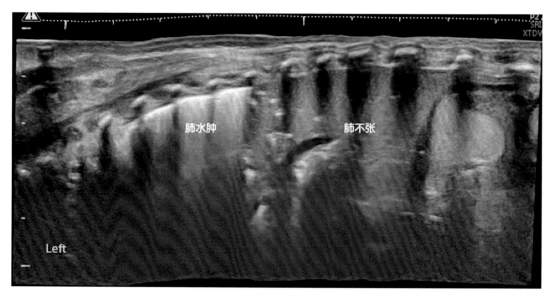

图8-3　宽景成像扫描

宽景成像扫描可以清晰显示在某一侧肺部内的病变情况、性质和程度。本例显示患儿上肺主要为水肿、下肺则表现为不张（累及5个肋间隙的肺实变）。

第四节　注 意 事 项

（1）儿童，尤其新生儿肺部超声检查不同于成人，不能把成人肺部超声检查的方法完全不变地应用于儿童和新生儿。

（2）保证结果可靠的关键技术是垂直，初学者务必认真练习这一技术。

参 考 文 献

[1] 中华医学会儿科学分会围产医学专业委员会，中国医生协会新生儿科医生分会超声专业委员会，中国医药教育协会超声医学专业委员会重症超声学组，等. 新生儿肺部疾病超声诊断指南 [J]. 中华实用儿科临床杂志，2018，33：14.

[2] LIU J, COPETTI R, SORANTIN E, et al. Protocol and guidelines for point-of-care lung ultrasound in diagnosing neonatal pulmonary diseases based on international expert consensus[J]. J Vis Exp，2019：145.

[3] LIU J, KUREPA D, FELETTI F, et al. International expert consensus and recommendations for neonatal pneumothorax ultrasound diagnosis and ultrasound-guided thoracentesis procedure[J]. J Vis Exp，2020：157.

[4] 刘敬. 对肺部超声评分系统的几点思考 [J]. 中国小儿急救医学，2019，26：8.

[5] 刘敬，曹海英，程秀永. 新生儿肺部疾病超声诊断学 [M]. 郑州：河南科学技术出版社，2013.

（刘敬 胡才宝）

第九章　COVID-19 的肺部超声操作防护规范

新冠肺炎患者的首选影像学检查方式为 CT，但由于超声可用于肺炎患者肺泡间质综合征等病变的诊断，且无辐射、操作简便，更加适用于新冠肺炎患者床旁检查与病情监测。除了肺部病变外，新冠肺炎患者还可能合并多器官功能损伤，如心脏、肝脏、肾脏等重要脏器的损伤，而超声则可作为这些组织脏器的首选影像学检查方法。因此，超声在新冠肺炎患者的诊疗中具有重要的、不可替代的作用。

在新冠肺炎疫情防控中，如何既能更好地对患者开展超声诊疗工作，又能最大限度地保障医务人员安全成为亟须解决的问题。通过参考国家卫生健康委员会发布的新冠肺炎防控相关文件，结合同济医院超声科和自身在一线诊疗工作中积累的经验与体会，总结以下 COVID-19 的肺部超声操作防护规范，以供超声科医护人员参考。

本规范主要根据疫区的实际情况，结合超声工作实际而制定，疫区外的科室管理应结合当地的疫情特点进行相应调整。

第一节　超声科的应急管理和感染控制

由于新冠病毒传染性极强，为了防止超声科医务人员被感染，超声科需要重新调配科室的人力资源，对员工进行感染防控培训，以及草拟新的工作流程。采取这些措施的目的是在保障科室正常运转的前提下，降低超声医生的感染率，并在科室内合理有效地使用防护物资。具体措施如下。

一、科室成立应急感染防控小组

科室主任担任组长，组员包括超声医生、报告员代表。

该防控小组将一直持续工作到疫情完全结束为止。防控小组的具体职责有：

（1）协调配合医院感染管理科的工作。

（2）对超声科员工进行感染防控相关知识的培训，推荐利用网络平台进行。

（3）改建新冠肺炎专设超声诊室。

（4）根据工作时被感染的风险程度，进行等级分类。

（5）根据不同工作岗位的风险等级，合理分配和使用防护物资。

（6）重组超声科的人力资源，以满足不同岗位的工作需求。合理安排员工的作息，保证必要的休息时间。

（7）为新冠肺炎患者制订新的检查流程，以降低科室员工被感染的可能性。必要时取消平诊检查。

（8）制订一套应急方案，以备当有员工被感染后科室的正常运转。

（9）定期召开会议（建议网络会议），讨论工作中出现的问题。

二、根据不同工作岗位进行感染风险程度的分级

可以分为以下三个等级。

（1）高风险：指为确诊（包括临床确诊）或疑似的患者进行超声检查。例如，对隔离病房和发热门诊的患者进行检查。进行急诊超声检查时可能接触隐匿感染的患者，也应归入高风险。

（2）中等风险：指为曾与新冠肺炎患者有过密切接触，虽通过了发热门诊的筛查，但现在正处于隔离期的患者，或在疫区医院普通病房治疗的患者进行超声检查。

（3）低风险：指无需与患者接触的工作，例如行政人员和秘书的工作。

三、患者接受检查的流程管理

（1）所有门 / 急诊患者在检查前必须经过发热筛查。疑似或确诊感染的患者需到专设的检查室就诊，检查完毕后随即出具检查报告。需告知患者按指定路线返回门 / 急诊，防止患者走失。

（2）住院患者在检查前，需由潜在污染区的工作人员对检查信息进行核对。核

实后联系超声科工作人员，告知病情、检查部位及检查重点。超声医生在床旁进行超声检查，情况紧急时可先口头告知检查结果，并尽快出具正式报告。

（3）遇到疑难病例需要会诊时，推荐使用网络进行远程视频会诊。

（4）检查时应使用带消毒功能的小包装耦合剂，一人一支。检查完成后超声探头应及时消毒，做到一人一用一消毒。有条件的可用一次性探头保护套，每次检查完成后立即更换。

（5）采用电子化管理，减少纸质文书。尽量使用一次性医疗用品。

（6）诊疗过程中产生的废物按医疗废物处置。

（7）接受检查的患者应佩戴医用外科口罩。

四、超声科员工健康管理

（1）每位员工每日需自查体温及是否存在咳嗽、胸闷、腹泻、乏力等症状。如有体温异常或出现上述症状，应立即报告科室应急感染防控小组，并立即停止工作，按医院规定至相关科室进行诊疗或隔离（图9-1）。如发现疑似或确诊人员需及时进行流调和追踪，寻找感染原因并改进防控流程。

（2）严格执行手卫生，正确使用防护用品。

（3）避免聚众吃饭、聊天，建议分时分区就餐。

（4）非工作期间以居家休息为主，尽量避免外出。

五、超声科员工保障

（一）生活保障

医院及科室要为一线员工提供必要的隔离场所，确保员工充分的睡眠和良好的饮食。保证一线员工及其家属的基本生活用品供给。尽量不安排双职工同时到一线工作，特别是家有老人或孩子需要照顾的，安排专人或志愿者对有家庭困难的员工进行对口帮助。

（二）心理保障

将一线员工及其家属作为重点心理干预人群。一线员工由于过度疲劳和紧张，面对患者死亡产生挫败或自责；担心被感染、担心家人、害怕家人担心自己等导致应激心理反应。因此要主动关心、评估他们的心理状态。保证他们与家人和外界的正常联络、交流。对于出现焦虑和抑郁等负面情绪的员工，需要通过不同形式进行心理疏导，积极给予支持和安慰，引导其学习如何控制负面情绪。

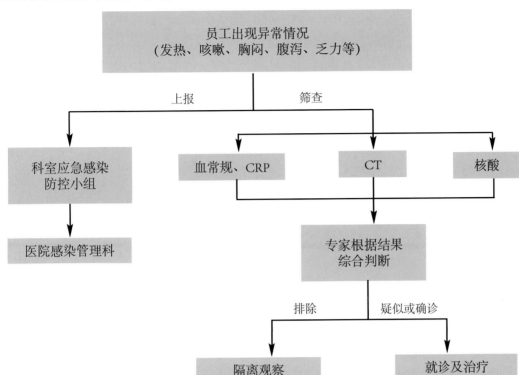

图 9-1　医务人员健康状况上报及筛查流程

（三）安全保障

不能歧视和孤立一线医务人员及其家属。对有交通困难的员工提供必要的帮助。保障对一线医务人员及其家属的口罩等基本防护用品的配给。

第二节　新冠肺炎专设超声诊室的改建

针对新冠肺炎强传染性的特点，采取有效的隔离措施，对控制新冠肺炎进一步扩散起着决定性作用。在疫区疫情高峰期，线下普通门诊均已暂停，改为线上问诊。因此，封闭门诊超声室和住院部超声室，不再进行诊疗工作。发热门 / 急诊的超声诊疗在专设的诊室内完成，隔离病房及普通病房的超声诊疗采用床旁的方式完成，以减少患者的转运（图 9-2）。发热门诊和隔离病房属于污染区，使用过的超声诊断仪未经终末消毒不能离开污染区，因此建议在疫情期间污染区内的超声诊断仪专机专用。

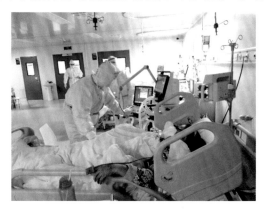

图 9-2　新冠肺炎患者的超声诊疗在专设超声诊室或定点医院床旁完成

疫区以外，应设置新冠肺炎患者专用的检查室。建议将疑似患者与确诊患者检查室分开设置，如使用同一检查室，检查顺序应先疑似患者后确诊患者。疑似患者专用检查室应一人一用一清洁消毒，确诊患者专用检查室应每天清洁消毒 3 ～ 4 次。

新设新冠肺炎患者超声检查室时，应针对新型冠状病毒的病原学和流行病学特点，结合医院的实际条件，按照"三区二通道二缓冲"的设计要求，制订合适的改建流程及布局（图 9-3）。

具体设计要求如下。

（1）合理设置清洁区、潜在污染区、污染区，三区完全物理隔断，区域间应设置缓冲间。缓冲间两侧的门不应同时开启，以减少区域之间空气流通。

（2）各区域功能明确、界线清楚，设有引导、管理等标识系统。各区域应配备合格的手卫生设施，并配备感应水龙头。

（3）诊室应通风良好，配备合格的空气消毒设备。

（4）应将医务人员与患者的通道分开。

（5）条件允许时应将人 – 物、洁 – 污分开。若条件不允许，污染物运送通道可与患者通道共用，洁净物运送通道可与医务人员通道共用。

（6）诊室应邻近发热门诊或急诊室，并设醒目的引导标识或由专人引导，以减少患者的活动区域。

（7）诊室内保持整洁，不要堆积杂物，以便于清洁和消毒。

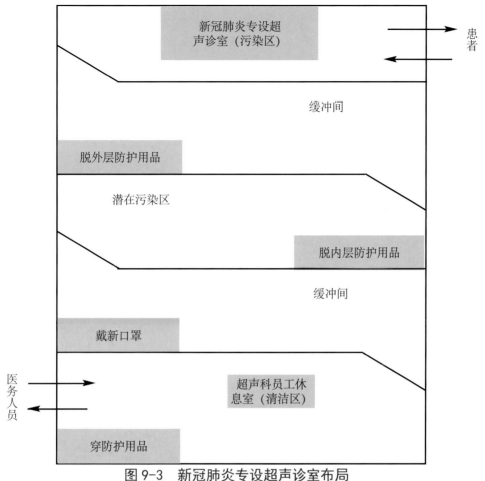

图 9-3　新冠肺炎专设超声诊室布局

第三节　超声诊室及器材的消毒

　　正确的消毒技术可有效消杀或清除新型冠状病毒，切断传播途径，是控制传染病流行的主要手段之一。超声诊室的消毒包括空气消毒、超声诊断仪等器材消毒、物体表面和地面消毒。

一、空气消毒

　　新冠肺炎的病原体是一种 β 属的冠状病毒，呼吸道飞沫是其主要传播途径，经证实也存在气溶胶传播，因此，实施空气消毒可有效切断新型冠状病毒的传播、扩散。目前，空气消毒手段主要包括过滤或静电消毒，消毒剂熏蒸、喷雾及臭氧、紫外线消毒等。各医疗机构应结合自身实际情况，根据临床科室的感染风险评估结果，采取适宜的空气消毒措施。

（一）基本原则

（1）应加强诊室内外空气流通，最大限度引入室外新鲜空气。

（2）应具备独立的空气消毒设备，空气的流向应从清洁区到污染区，杜绝空气逆流。

（3）原则上不使用中央空调。

（4）空气消毒产品应符合国家相关规范要求。

（二）消毒方法

1. 清洁区域消毒

（1）通风良好的房间，可采取自然通风，每日 2 ~ 3 次，每次不少于 30min。

（2）采用机械通风，应增加换气次数，加速空气流动。

（3）通风不良时，可使用循环风紫外线空气消毒机或静电吸附式空气消毒机等符合国家规范要求的空气消毒机，消毒方法参照空气消毒机说明书。

2. 新冠肺炎患者专设诊室消毒

（1）应通风良好，可采取排风（包括自然通风和机械通风）措施，每日通风 2 ~ 3 次，每次不少于 30min，采用机械通风的应控制气流方向，由清洁侧流向污染侧。

（2）使用循环风紫外线空气消毒机或静电吸附式空气消毒机等符合国家规范要求的空气消毒机，每日 4 次，每次不少于 2h，消毒方法参照空气消毒机说明书。

（3）选择过氧乙酸、二氧化氯、过氧化氢等消毒剂，采用超低容量喷雾进行消毒，不推荐喷洒消毒。也可选择紫外线灯消毒，采取悬吊式或移动式直接照射，安装时紫外线灯（30W 紫外线灯，在 1.0m 处的强度 > $70\mu W/cm^2$）应 ≥ $1.5W/m^3$，照射时间 1h 以上。

（三）空气检测标准

消毒后空气中自然菌的消亡率 ≥ 90%，可判为合格。

二、超声诊断仪的消毒

接触传播是新冠病毒的传播途径之一，而进行检查时超声探头需与患者皮肤或黏膜紧密接触，因此超声探头与仪器的清洁与消毒显得尤为重要。

（一）基本原则

（1）对超声探头的消毒，做到一人一用一清洁消毒。

（2）使用小包装消毒型超声耦合剂，一人一支，分别专用。

（3）当患者存在创面，又必须经创面检查者，应避免探头与伤口直接接触。可在创面处先覆盖无菌透明敷贴，或使用无菌保护套包裹探头。

（4）超声引导有创操作时，需使用无菌保护套包裹探头。

（二）消毒方法

（1）检查完成后先用吸湿材料擦除残余耦合剂，再使用 75% 乙醇对 B 超探头进行擦拭消毒。

（2）遇污染时，先去除污染物，再使用 2000mg/L 含氯消毒剂擦拭消毒。为避免患者间的交叉感染，经完整皮肤或黏膜检查的超声探头须做到一人一用一清洁消毒。

（3）如果使用一次性探头保护套，每次检查完成后即更换。

（4）经体腔、阴道等超声诊疗用探头，应在探头表面使用隔离保护套，分别专用，并应在使用前、后都对探头进行清洁消毒处理。

（5）超声主机、显示屏幕等每次使用后应用 1000mg/L 含氯消毒剂或 75% 乙醇擦拭消毒，作用 30min。有污物时，应先去除污染物，再使用 2000mg/L 含氯消毒剂擦拭消毒。

三、物体表面、地面的清洁与消毒

物体表面和地面不可避免会受到新冠病毒的污染，因此需要对物体表面和地面进行清洁与消毒。对新冠肺炎诊疗区域内物体表面进行清洁消毒的方法有很多，主要包括擦拭消毒、喷雾消毒和紫外线照射等。擦拭消毒操作简便、费用低、效果好，是最常用的消毒方法。常用的消毒剂有 75% 乙醇、含氯制剂和复合季铵盐类等。

（一）基本原则

（1）应根据流行病学调查结果确定消毒范围、对象和时限。

（2）环境清洁消毒人员在工作前，应根据所在区域的防护级别做好个人防护。

（3）环境物体表面可选择含氯消毒剂、二氧化氯等擦拭、喷洒或浸泡消毒。

（4）清洁消毒工作应按清洁区→潜在污染区→污染区的顺序逐区进行；抹布、拖把应标识清楚，分区使用。

（5）需要清洁消毒的包括桌、椅、检查床及其他经常接触的物体的表面。

（二）消毒方法

（1）诊疗床、桌面、电脑键盘、电脑显示屏、打印机等，每次使用后应用 1000mg/L 含氯消毒剂或 75% 乙醇擦拭消毒，作用 30min。遇污染时，先去除污染物再使用 2000mg/L 含氯消毒剂擦拭消毒。

（2）地面应每天清洁消毒 3 ~ 4 次，用 1000mg/L 含氯消毒剂消毒，作用 30min。

（3）若地面有少量污染物，可用一次性吸水材料蘸取 5000 ~ 10000mg/L 含氯消毒剂，小心移除。

（4）若地面有大量污染物，用含吸水成分的消毒粉或漂白粉完全覆盖，或用一次性吸水材料完全覆盖后，再用足量的 5000 ~ 10000mg/L 含氯消毒剂浇在吸水材料上，作用 30min，小心移除。

（5）保持检查床清洁，推荐使用一次性床单，一人一用。

第四节　超声工作人员的防护

新冠肺炎传染性强，有飞沫传播、气溶胶传播、接触传播等多种传播方式，开展超声诊疗工作时，超声医生与新冠肺炎患者同处一室，近距离接触，有较高的感染风险。因此，超声科应积极配合医院感染管理科，对员工进行感染防控相关的培训，掌握新冠肺炎防护的相关知识。科室员工要熟悉防控用品的性能及使用方法，掌握正确的防控技术。工作时需要采用飞沫隔离、空气隔离、接触隔离措施，以阻断传染途径。工作中要严格消毒、隔离，具体体现为严格执行手卫生及严格按规定在不同区域规范穿戴相应的防护用品。指定专人负责检查和帮助医生、报告员穿脱防护用品，协助进行眼镜和护目镜的防雾处理，穿戴时重点检查口罩佩戴是否规范并指导进行密合性检测，脱卸时重点检查是否做好手卫生和避免污染清洁面（图 9-4）。

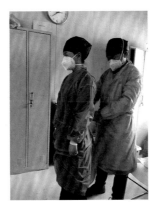

图 9-4　专人负责检查和帮助医生、报告员穿脱防护用品

一、手卫生

（一）目的

手卫生的目的是降低和清除手部的微生物，以切断经手部接触传染的途径，防止或降低医院感染的发生。

（二）手卫生指征

（1）接触患者前。

（2）接触清洁、无菌物品，进行无菌操作、侵入操作前。

（3）接触患者血液、体液、分泌物、排泄物后及摘手套后。

（4）接触患者后。

（5）接触患者周围环境的物品后。

（6）穿戴防护用品前。

（7）脱摘防护用品前、中、后。

（8）离开病区前。

（9）进食饮水前。

（10）便前、便后。

（11）回到驻地房间后。

（三）注意事项

（1）指甲、指尖，或者是指缝以及指关节的部位容易受到污染，应仔细清洁。

（2）手上不能戴戒指等饰物。

（3）推荐使用一次性的纸巾以及灭菌毛巾擦手，重复使用的毛巾要一用一消毒。

（4）当手部有可见污物时，应使用皂液和流动水洗手。

（5）当手上没有明显污物时，可以使用速干型手消毒剂进行双手消毒。

（6）戴一次性乳胶手套不能替代手卫生，摘手套后应进行手卫生。

（四）七步洗手法

使用流动水洗手。双手充分浸湿后，取适量皂液，均匀涂抹至整个手掌、手背、手指和指缝。

揉搓双手，时间不少于 15s，具体揉搓步骤分为七步。

（1）掌心相对，手指并拢，相互揉搓。

（2）手心对手背沿指缝相互揉搓，交换进行。

（3）掌心相对，双手交叉指缝相互揉搓。

（4）右手握住左手大拇指旋转揉搓，交换进行。

（5）弯曲手指使关节在另一手掌心旋转揉搓，交换进行。

（6）将五个手指尖并拢放在另一手掌心旋转揉搓，交换进行。

（7）必要时增加对手腕的清洗。

最后在流动水下彻底冲净双手，擦干。

二、防护等级分类、适用区域及使用的防护用品

（一）一级防护

适用于预检分诊、发热门诊与感染性疾病科门诊，或疫区的普通门诊及普通病房的一般诊疗活动。须穿戴一次性工作帽、一次性医用外科口罩、工作服，必要时戴一次性乳胶手套及隔离衣。

（二）二级防护

适用于医务人员在与确诊或疑似感染者有或可能有密切接触的诊疗活动（如隔离病区、发热门诊及留观室、疫区急诊室等）。须穿戴一次性工作帽、医用防护口罩、医用外科口罩、护目镜和（或）防护面屏、防护服、一次性乳胶手套、一次性靴套。

（三）三级防护

适用于为患者实施吸痰、气管插管和气管切开等有可能发生喷射或飞溅操作的医务人员。除二级防护外，应加戴全面型呼吸防护器。

在普通门诊和普通病房工作的超声医生应采用一级防护。在隔离病房和在发热门诊/急诊室工作的超声医生应采用二级防护。在手术室参与术中超声或在隔离病房进行高风险的超声介入时应采用三级防护。

三、不同防护级别穿脱防护用品流程

（一）一级防护的医务人员防护用品穿脱流程

1.医务人员穿防护用品流程

手卫生→戴一次性工作帽→戴医用防护口罩→穿工作服→换工作鞋→手卫生。如手部皮肤破损，戴一次性乳胶手套。

2.医务人员脱防护用品流程

手卫生→脱工作服→脱工作鞋→摘医用防护口罩→摘一次性工作帽→手卫生→戴新的医用防护口罩。脱去的工作服，定期由专人集中送至洗衣房进行清洗消毒。

（二）二级防护的医务人员防护用品穿脱流程

1.医务人员进污染区时穿防护用品流程

在清洁区穿戴好工作服和工作鞋→手卫生→戴一次性工作帽→戴医用防护口罩→手消毒→穿隔离衣→戴一次性乳胶手套（内层）→穿防护服→加戴医用外科口罩→戴护目镜→戴防护面屏→戴一次性乳胶手套（外层）→穿一次性靴套→进入潜在污染区→进入污染区。

2.医务人员出污染区时脱防护用品流程

从污染区进入潜在污染区→手套外消毒→摘一次性乳胶手套（外层）→手套外消毒→摘防护面屏→摘护目镜→摘外层医用外科口罩→脱防护服→脱一次性靴套→手套外消毒→摘一次性乳胶手套（内层）→手消毒→脱隔离衣→手消毒→摘医用防护口罩→摘一次性工作帽→手消毒→戴新的医用防护口罩→进入清洁区。离开清洁区前，进行个人卫生处置，包括清洁口腔、鼻腔和外耳道，有条件的进行沐浴更衣。脱去的工作服，由运送人员集中送至轮换库进行清洗消毒。

3.穿脱防护用品时的注意事项

（1）医务人员根据实际工作情况及风险评估后，可对本防护方案做适当的调整。

（2）医务人员应熟悉防护用品的性能和使用方法。根据个人具体情况选择尺码大小合适的医用防护用品，并在使用前检查一次性防护用品的有效期和完整性。医务人员从清洁区进入污染区之前，应穿戴好全套个人防护用品；从污染区进入清洁区之前务必严格按规范脱掉个人防护用品，脱防护用品时最易造成污染。脱防护用品的原则是先脱污染较重和体积较大的防护用品，后脱呼吸道和眼部等关键部位的防护用品。脱面部防护用品时应闭眼，并避免接触面部等裸露皮肤和黏膜。

（3）手卫生时，可以使用含酒精的快速手消毒剂消毒双手。当手部有可见的污染物时，一定要用皂液在流动水下洗手。

（4）护目镜或防护面屏需要重复使用时，可用有效氯1000mg/L含氯消毒剂浸泡消毒30min以上，然后用清水冲洗干净。

（5）在清洁区内应戴一次性医用防护口罩或一次性医用外科口罩。

（三）三级防护的医务人员防护用品穿脱流程

在二级防护的基础上，增加戴脱全面型呼吸防护器。

第五节　医务人员职业暴露处置

（1）皮肤被污染时，应立即清除污染物，再用一次性棉签蘸取0.5%碘伏或过氧化氢消毒剂擦拭消毒3min以上，然后使用清水清洗干净。

（2）锐器造成皮肤破损时，应立即摘除手套，从近心端向远心端轻轻挤压，避免挤压伤口局部，尽可能挤出损伤处的血液，用大量生理盐水冲洗或0.05%碘伏冲洗消毒后，再使用75%乙醇或0.5%聚维酮碘溶液进行消毒，并包扎伤口。

（3）眼睛等部位的黏膜被污染时，应用大量生理盐水或0.05%碘伏反复冲洗干净。

（4）口鼻暴露时，应立即更换手套或脱去外层手套，将口罩罩住口鼻，再严格按照规范摘脱防护用品，并进行个人卫生处置（沐浴更衣并进行口腔、鼻腔及外耳道的清洁）。

（5）防护用品破损时，应立即离开污染区，严格按照规范摘脱防护用品，进行个人卫生处置（沐浴更衣并进行口腔、鼻腔及外耳道的清洁）。

（6）员工在污染区晕厥时，同区域内的医护人员应协助晕厥者尽快离开污染区，陪同医护人员先脱去外层手套，手卫生消毒后脱去晕厥者的防护用品，并立即救治。晕厥者清醒后进行个人卫生处置。

（7）职业暴露后应立即向科室感染防控小组、医院感染控制管理科报告，根据暴露情况评估是否需要医学观察。必要时可在口服抗病毒药物及隔离观察14d后，根据实际情况评估是否需要进行新冠病毒相关检测（图9-5）。

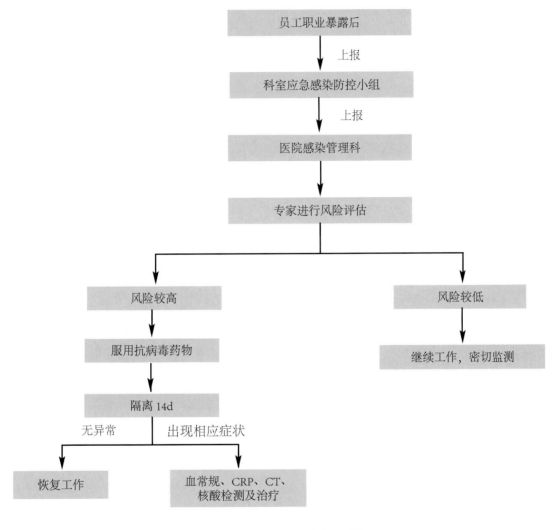

图 9-5　职业暴露上报流程

第六节　医疗废物处理

（1）普通病房内的普通医疗废弃物按医院常规流程，依据国家相关规定进行处理。

（2）隔离病房、新冠肺炎专设诊室内的医疗废物按感染性废物处理。感染性废物采用双层黄色医疗垃圾袋密闭运送，当盛装的医疗废物达到垃圾袋容量的 3/4 时，应当使用有效的方式将垃圾袋封口，保证封口紧实、严密。当垃圾袋的外表面被感染性废物污染时，应当对被污染处进行消毒处理或者增加一层包装。最外层袋上标注"感染性废物"警示标牌，并在交接时往黄色医疗垃圾袋外喷洒 1000mg/L 的含氯消毒液。运送人员每天将医疗废物按照规定的时间和规定路线运送至指定的暂时贮存地点。

（3）普通病房内的床单、被套等织物，在患者使用后，按医院常规流程处理。被患者体液污染的织物应按感染性医疗废物进行处置。

（4）隔离病房、新冠肺炎专设诊室内的需重复使用的织物，采用橘红色可溶包装袋密闭包装，袋上标注"感染性废物"后，运送至轮换库进行集中处理。

参 考 文 献

[1] ORGANIZATION W H. Clinical management of severe acute respiratory infection when Novel coronavirus (nCoV) infection is suspected[EB/OL]. [2020–03–11]. https://www.who.int/internalpublications–detail/clinical–management–of–severe–acute–respirat oryinfection–when–novel–coronavirus–(ncov)–infection–is–suspected.

[2] 中华人民共和国国家卫生健康委员会 . 中华人民共和国国家卫生健康委员会公告：2020 年第 1 号 [EB/OL]. [2020–03–12]. http://www.nhc.gov.cn/jkj/s7916/202001/44a3b8245e8049d2837a4f27529cd386.shtml.

[3] 中华人民共和国国家卫生健康委员会 . 关于新型冠状病毒肺炎暂命名事宜的通知 [EB/OL]. [2020–03–12]. http://www.nhc.gov.cn/xcs/zhengcwj/202002/18c1bb43965a4492907957875de02ae7.shtml.

[4] 中华人民共和国国家卫生健康委员会 . 关于印发医疗机构内新型冠状病毒感染预防与控制技术指南（第一版）的通知 [EB/OL]. [2020–03–11]. http://www.nhc.gov.cn/xcs/yqfkdt/202001/b91fdab7c304431eb082d67847d27e14.shtml.

[5] 中华人民共和国国家卫生健康委员会 . 关于印发新型冠状病毒肺炎诊疗方案（试行第六版）的通知 [EB/OL]. [2020–02–18]. http://www.nhc.gov.cn/yzygj/s7653p/202002/8334a8326dd94d329df351d7da8aefc2.shtml.

[6] 余虓，李凡，杨帆，等 . 泌尿外科诊疗工作中防控新型冠状病毒肺炎的建议 [J]. 中华泌尿外科杂志，2020：1.

[7] 中华人民共和国国家卫生健康委员会 . 新型冠状病毒传播途径与预防指南 [EB/OL]. [2020–01–27]. http://www.nhc.gov.cn/jkj/s3578/202001/9e73060017d744aeafff8834fc0389f4.shtml.

[8] 中华人民共和国国家卫生健康委员会 . 基层医疗机构医院感染管理基本要求 [EB/OL]. [2013–12–31]. http://www.nhc.gov.cn/yzygj/s3585/201312/0283f92d9c424a86b2ca6f625503b044.shtml.

[9] 中华人民共和国国家卫生健康委员会 . 病区医院感染管理规范 [EB/OL]. [2013–12–31]. http://www.nhc.gov.cn/ewebeditor/uploadfile/2017/01/20170119150408703.pdf.

[10] 张伟，向天新，刘珉玉，等 . 新型冠状病毒肺炎医院感染防控手册 [EB/OL]. [2020–02–29]. http://k.sina.com.cn/article_2452789653_9232999500100q8rt.html.

[11] 中华人民共和国国家卫生健康委员会 . 新型冠状病毒感染的肺炎疫情紧急心理危机干预指导原则 [EB/OL]. [2020–01–27]. http://www.nhc.gov.cn/jkj/s3577/202001/6adc08b966594253b2b791be5c3b9467.shtml.

[12] 中华人民共和国国家卫生健康委员会 . 医院空气净化管理规范 [EB/OL]. [2020–03–11]. http://www.nhc.gov.cn/wjw/s9496/201204/54511/files/8df30d0236d3421c87492786c55c26e7.pdf.

[13] 中华人民共和国国家卫生健康委员会 . 经空气传播疾病医院感染预防与控制规 范 [EB/OL]. [2016–12–17]. http://www.nhc.gov.cn/ewebeditor/uploadfile/2017/01/20170119150530360.pdf.

[14] 中华人民共和国国家卫生健康委员会 . 医务人员手卫生规范 [EB/OL]. [2020–03–17]. http://www.nhc.gov.cn/fzs/s7852d/201912/70857a48398847258ed474ccd563caec/files/2cbd3 0e67c52445098c8db23eed0af0b.pdf.

[15] 中华人民共和国国家卫生健康委员会 . 医疗卫生机构医疗废物管理办法 [EB/OL]. [2018–08–30]. http://www.nhc.gov.cn/fzs/s3576/201808/fb4c9e59b0cf45c3843ad585b30b0c6d.shtml.

（余杨　崔新伍　廖锦堂）

第十章 COVID-19 的肺部超声诊断流程

COVID-19 是由 SARS-CoV-2 引起的急性呼吸道传染病，其特点包括以下几点。

（1）传染性强。

（2）病毒侵害后，主要发生肺部损害，并持续加重，肺部病灶多发生在近胸膜的外带。

（3）重型及危重型发生率较高（19.1% ~ 25.5%），具有一定的死亡率（0.39% ~ 2.38%）。

（4）重型患者主要表现以呼吸衰竭为基础，继发循环改变与多器官功能损伤。

鉴于上述特点，COVID-19 的肺部超声检查与常规的肺部超声检查相比，具有以下几个特点。

（1）更注重操作防护和设备的清洁消毒。

（2）由于肺部病灶多发生在近胸膜的外带，因此超声可显示大部分病灶或提供诊断信息，在诊断敏感性方面较其他肺疾病更具优势。

（3）重型发生率较高，肺部超声作为重型超声的重要组成部分，在心肺功能评估中发挥着不可或缺的作用。

（4）在隔离区内可以随时进行床旁超声检查，较 CT 快捷方便，在疾病动态观察和疗效评估中更具优势。

本章以常规肺部超声诊断方法为基础，结合 COVID-19 肺部疾病特点，推荐以下诊断流程。

第一节　COVID-19 非重型患者的肺部超声诊断流程

一、肺部超声分区与检查结果记录

对无严重呼吸循环系统异常的非重型患者，推荐 12 分区法（详见第七章）进行全肺扫查。这类患者一般已行胸部 X 线或 CT 检查，对照其他影像资料对病变部位进行重点观察可以更快捷地进行检查与诊断。

推荐使用分区表格记录检查结果（表 10-1），表格中需详细记录检查时间、体表位置和超声表现。

表 10-1　肺部超声检查结果记录

部位		检查时间	体表位置	超声表现
右侧	脊柱旁线			
	腋后线			
	腋前线			
正中线				
左侧	脊柱旁线			
	腋前线			
	腋后线			

详细记录胸膜线和肺滑动征、B 线和 B 线的密集程度、肺实变和实变区大小、胸腔积液和积液最大深度等征象。尽可能留存典型的超声图像，并标注体表位置。对于重点观察的病灶，可在患者体表进行标记，进行后续检查及对比。

半定量评分（详见第七章）可以简化检查结果，有助于临床医生与超声医生的交流，适用于患者较多、需要快速获得诊断信息时。但对于出现肺实变的患者，仍推荐详细记录实变区大小，便于后续随访对比。

二、肺部超声检查流程

（一）胸壁

胸壁是肺部超声成像的基础，胸壁透声条件好，无皮下气肿、水肿才能进行肺部超声检查。初学者可以借助肋骨的成像效果进行胸壁的评估，若可以清晰显示肋骨强回声及后方明显的声影，则可判断胸壁基本正常。若出现明显的声衰减，软组织较厚，需结合病史排除胸壁的异常。

（二）胸膜腔

在胸壁正常的基础上检查胸膜腔是否异常。前上胸部可检查气胸，A 线合并肺滑动征消失，并探查到肺点可确诊气胸。胸腔积液多在侧后下胸部进行检查，无回声区伴或不伴压缩性肺不张提示胸腔积液。

（三）肺部异常

观察 A 线、胸膜线、B 线、肺实变等，准确记录位置分布并结合下肢深静脉检查。

（1）双侧均为 A 线、肺滑动存在、下肢静脉通畅、无异常呼吸音时，提示肺部基本正常；若有哮鸣音、捻发音则提示 COPD；若伴有深静脉血栓，则提示肺栓塞可能。

（2）一侧为 A 线，一侧为 B 线，B 线侧提示为肺炎。

（3）双侧 B 线散在分布常提示肺纤维化或间质性肺炎。

（4）双侧均匀分布 B 线但较稀疏，提示肺间质水肿；分布密集呈融合状提示肺泡水肿，可进一步评估心功能及血容量查找病因。

（5）双侧均出现较多 B 线，但分布不均匀，提示肺炎，需结合血氧浓度判断是否伴有 ARDS 的风险。

（6）出现局部融合 B 线或肺实变，强烈提示肺炎，但仍需结合创伤史排除肺挫伤等。

三、随访和观察

对症状较轻的患者可在 3 ~ 5d 进行超声随访，另可依据病情动态调整随访时间。每次随访都应参照既往检查结果，了解每个分区的超声图像变化，指导临床医生及时诊断及评估疗效。遇到需紧急干预的情况，例如严重的气胸、胸腔积液、肺水肿、肺栓塞等需及时通知临床医生处理。

详细流程见图（图 10-1）。

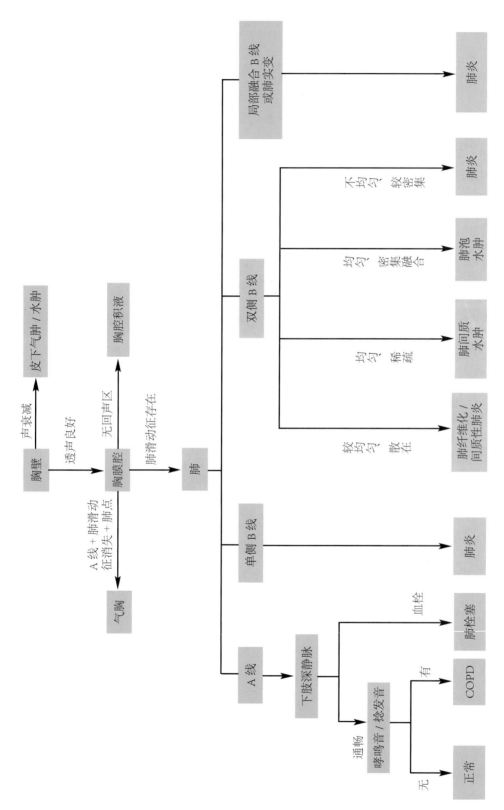

图 10-1 非重型患者的肺部超声

第二节 COVID-19 重型患者的肺部超声检查流程

根据重型患者的评估目的采用不同的诊断方案。

（1）当出现呼吸困难时，推荐采用 BLUE 方案、CCUS 方案，或改良呼吸困难时的超声诊断流程。

（2）当出现呼吸困难伴循环功能异常时，推荐采用 CCUE 方案和该方案的改进版 M-CCUE（modified-CCUE）和 A-CCUE（advance-CCUE）。

（3）当出现休克时，推荐采用 RUSH 方案。

有条件和诊断经验的医生可以同时评估腹部脏器和四肢大血管功能。

方案的具体操作流程见第七章和第八章。

参 考 文 献

[1] YANG X，YU Y，XU J，et al. Clinical course and outcomes of critically ill patients with SARS–CoV–2 pneumonia in Wuhan, China: a single–centered, retrospective，observational study[J]. Lancet Respir Med，2020.

[2] 中华预防医学会新型冠状病毒肺炎防控专家组 . 新型冠状病毒肺炎流行病学特征的最新认识 [J]. 中华流行病学杂志，2020，41（2）：139–144.

[3] 中国疾病预防控制中心新型冠状病毒肺炎应急响应机制流行病学组 . 新型冠状病毒肺炎流行病学特征分析 [J]. 中华流行病学杂志，2020，41（2）：145–151.

（王茵　胡才宝）

第十一章 COVID-19 的肺部超声特征

第一节 COVID-19 的肺部超声特征概述

COVID-19 的肺部超声特征与其他病毒性及细菌性肺炎有类似之处，由于其影像学表现病灶主要分布于近胸膜的外带，因此有相当比例的病灶肺部超声检查可以发现异常。结合病理、CT 影像特征，总结 COVID-19 的肺部超声表现如下。

（一）COVID-19 的肺部超声一般表现

（1）胸膜线改变，模糊、连续中断或不规则增厚，A 线消失，肺滑动征减弱或消失（图 11-1）。

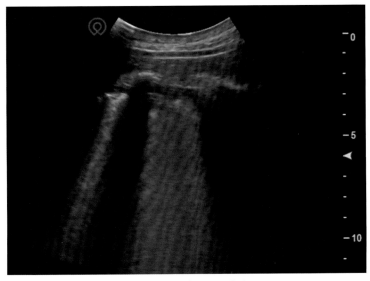

图 11-1 胸膜线中断

（2）出现不同程度的 B 线（B7、B3）、融合 B 线，根据分布区域和密集程度不同，表现为局灶性 B 线、弥漫性肺泡间质综合征，甚至 B 线融合形成"白肺"（图11-2）。

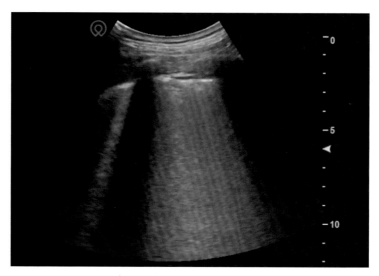

图 11-2　融合 B 线

（3）胸膜下实变，表现为"碎片"征或组织样征、支气管充气征，部分实变伴有静态或动态支气管充气征、肺搏动征等（图 11-3）。

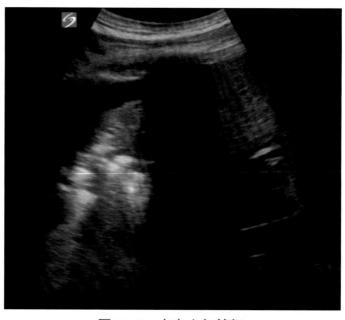

图 11-3　实变支气管征

（4）少数出现胸腔积液，且多为少量，或呈局限性。

（5）肺部多个检查部位异常。

（6）早期轻型患者以局灶性 B 线为主；进展期以大面积融合 B 线和实变为主；康复期可完全恢复肺部超声的正常 A 线表现，残留肺纤维化时胸膜线增厚伴有不均齐 B 线改变。

（二）COVID-19 的肺部超声鉴别诊断

COVID-19 与其他类型肺炎的超声表现具有共性，鉴别诊断存在一定困难，参考西安胸科医院黄毅主任的研究报道，以下几个特点有可能在 COVID-19 诊断中提供帮助。

（1）病灶最常累及后下区和后上区，且常为多发病灶。

（2）B 线密集，极易发生融合，这可能与病毒吸入首先侵犯肺泡上皮，引起肺泡水肿有关。

（3）胸膜下实变早期呈平行生长。

（4）胸腔积液较少见。

COVID-19 的图像特征不仅要与其他类型肺炎相鉴别，还需与脓胸、血胸、胸腔积液、气胸和其他肺部病变，如结核、肺癌等相鉴别。如胸膜下的肺实变，其原因可以为炎症、结核、肿瘤、肺梗死等。尽管良恶性肺实变在病灶边界、与周围肺组织关系以及支气管充气征等特点方面具有一定鉴别价值，但仍有相当部分病灶难以鉴别，结合流行病学史及临床症状有助于鉴别诊断。

另外，B 线的增多不仅与肺部发生炎症、肺泡渗出、间质水肿有关，肺纤维化或间质病变亦可导致 B 线增多，同时当发生心衰、肾衰或容量负荷过重时都可以导致肺水肿，引起 B 线增多，在重型患者以及疗效评估中都需要综合分析、仔细鉴别。结合临床表现、流行病学史，并参考 CT 图像，全面了解其他器官的功能状态，如心脏和容量状况等，多次检查，动态观察，有助于做出较准确的判断。

第二节　不同病程 COVID-19 肺部超声特征

如前所述，COVID-19 肺部超声表现与患者检查时所处的病程阶段、肺部受累严重程度以及基础疾病等多种因素相关。

（1）早期和轻型患者，肺部病灶位于肺内未累及胸膜的，肺部超声无法显示病灶，存在一定局限性。

（2）早期和轻型患者，病变累及胸膜，以局灶性 B 线为主（图 11-4）。

（3）进展期以肺泡间质综合征和实变为主，可见密集及融合 B 线，胸膜下"碎片"征或"肝样组织"征，伴支气管充气征、支气管充液征等（图 11-5）。

（4）康复期可完全恢复肺部超声的正常表现，存在肺纤维化者胸膜线增厚伴有不均齐 B 线改变（图 11-6）。

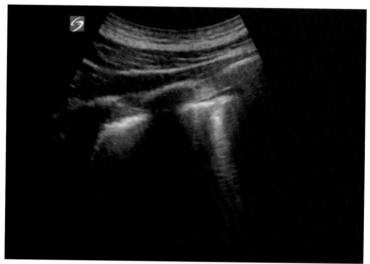

图 11-4　局灶性 B 线

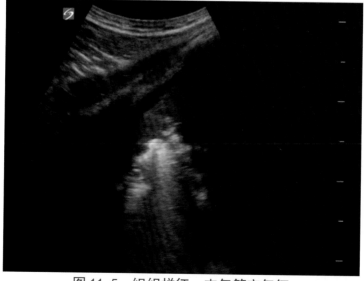

图 11-5　组织样征、支气管充气征

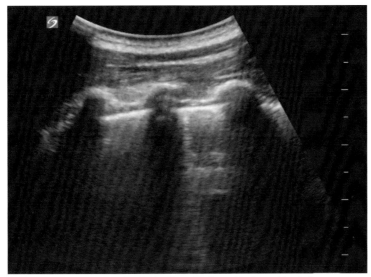

图 11-6　胸膜线增厚伴有不均齐 B 线改变

第三节　COVID-19 严重程度的超声评估

COVID-19 肺部病变严重程度随病情发展而变化，且多种超声征象可同时存在、交替变化，肺部超声的动态变化有助于实时评估病情进展、及时调整治疗方案。（图 11-7 ～图 11-10）

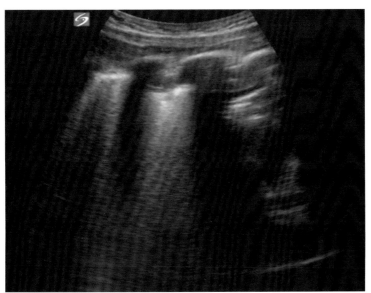

图 11-7　COVID-19 早期影像改变，局灶性 B 线、胸膜线中断

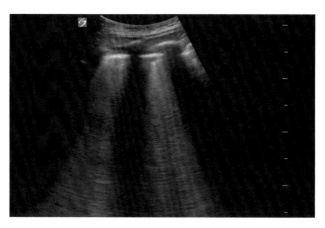

图 11-8　COVID-19 进展期影像表现，致密 B 线、"白肺"

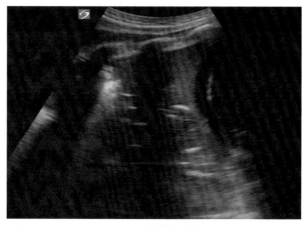

图 11-9　COVID-19 重型期影像表现，肺实变

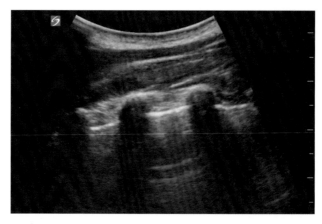

图 11-10　COVID-19 恢复期影像表现，基本恢复肺部超声正常表现

（王茵　胡才宝）

第十二章 COVID-19 的肺部超声临床资料分析

第一节 武汉资料分析

2020 年 2 月初，中华医学会超声医学分会发布了《新型冠状病毒肺炎肺部超声检查及远程诊断实施方案（第一版）》，用于初期新冠肺炎的诊断和治疗。该指南推荐使用法国学者 Lichtenstein 总结出的急诊床旁肺部超声检查（bedside lung ultrasound in Emergency，BLUE）方案，以用于重型患者的肺部超声诊断。低龄儿童及新生儿建议参考 M-BLUE 方案。与 CT 比较，该方案可以发现大部分 CT 显示的胸膜及胸膜下的肺外周病变。

图 12-1 是指南中推荐的肺部超声检查流程图，以供学习参考。

在过去的几年里，肺部超声已成为新生儿即时超声领域中最令人兴奋的应用之一。近年来的一些研究发现，与 X 线相比，超声是同等甚至更有效的诊断方法。基于 2017 年的新生儿肺部超声指南，希望能给读者带来更多思考和帮助。新生儿的肺部超声检查大多在保温箱中进行。最常用的探头是 10MHz 或频率更高的线阵探头。体位选择可以是仰卧、侧卧或者俯卧。以胸骨、腋前线、腋后线、脊柱为界，每侧肺分 3 个区域，对双侧肺部均进行扫查。新生儿肺部超声检查遵循与成人相同的原则，留存图像，正常与异常征象的判断与成人无异。新生儿肺部超声的发展为新生儿呼吸道病理学诊断提供了更多非侵入性检查的可能。

无论是成人还是新生儿，从肺部超声的二维灰阶图像上都可以清楚辨别出正常和

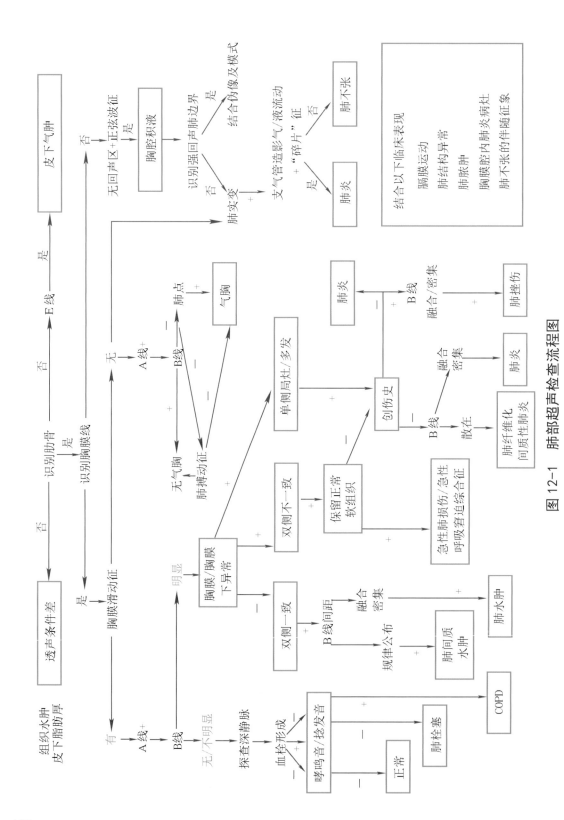

图12-1 肺部超声检查流程图

异常征象。我们通过影像学征象来判断其正常或者病理状态。正常组织和肺之间的声阻抗差使得声波在胸膜线处反射，因此胸膜线为高回声。胸膜线与探头之间发生多次反射，从而产生混响效应，形成一条条平行于胸膜线的 A 线。缺少 A 线可能有助于判断肺部的病理改变，例如我们可以通过 A 线的消失怀疑肺水肿的存在。再例如胸膜滑动征的存在可以排除脏壁层胸膜间存在气体，因此不存在气胸。诊断范围的扩大、临床经验的增加以及高质量设备的广泛普及，促使人们更频繁地使用肺部超声来评估胸膜和心肺疾病。在急诊室对急性呼吸衰竭以及间质性肺水肿的快速评估，床旁检查中的肺部超声已被认为是紧急状态的一线成像方法。它也可以作为其他影像学方法的补充，尤其是在医学辐射暴露日益受到关注的现在，我们更加鼓励必要时使用超声替代放射学检查。

【病例 1】

男，50 岁，因"咳嗽咳痰伴发热 7d"入院。患者 2 月 14 日开始出现咳嗽咳痰伴发热、心悸、气促胸闷，外院胸部 CT 提示右下肺感染性病灶。2 月 19 日行咽拭子检查新型冠状病毒核酸为阳性，无鼻塞咽痛，经治疗现仍有高热咳嗽、气促，为进一步诊治转入医院。

既往史：高血压病史多年，目前服用硝苯地平缓释片；否认糖尿病、冠心病史；否认肝炎、结核等传染病史；否认手术外伤史、输血史及药物过敏史。

个人史：患者长期留居武汉市；无吸烟史；无饮酒史；无毒品接触史；无冶游史。

查体：入院时 HR 128 次 /min，RR 20 次 /min，BP 114/68mmHg；入院前 3d 体温波动范围在 36.3 ~ 41.1℃，后下降至正常水平。

患者的肺部超声表现及 CT 影响见图 12-2。

【病例 2】

女，61 岁，因"胸闷、咳嗽伴发热 1w 余"入院。患者于 1w 前无明显诱因出现发热，最高体温 37.5℃，伴畏寒，伴阵发性干咳、喘气、乏力及全身肌肉疼痛不适。起病后在外院行肺部 CT 检查，双下肺见散在斑片状影，4d 前行咽拭子检查新型冠状病毒核酸为阳性，行口服抗病毒治疗，逐渐出现胸闷，为求进一步诊治转入医院。起病以来，患者精神、饮食、睡眠差，大小便如常。

既往史：患者平素健康状况良好，自诉有高血压病史；否认糖尿病、冠心病史；否认肝炎、结核等传染病史；否认手术外伤史、药物过敏史、输血史。

个人史：患者长期留居武汉市；无吸烟史；无饮酒史；无毒品接触史；无冶游史。

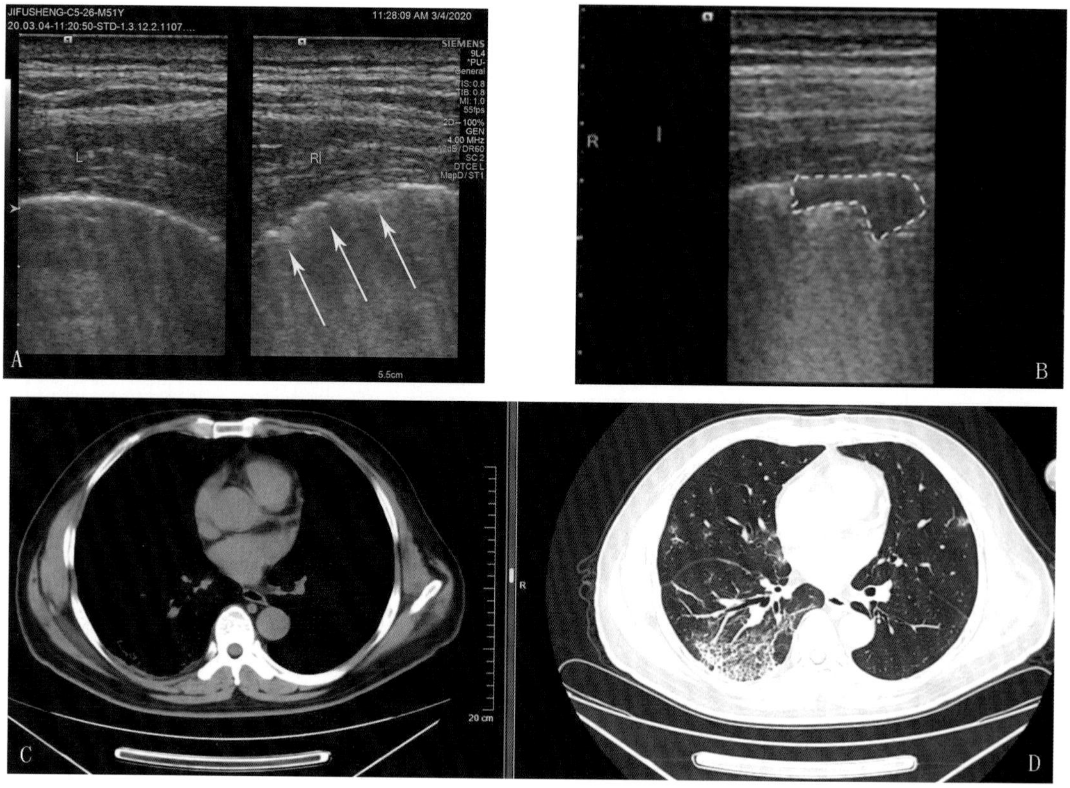

图 12-2　病例 1 肺部超声及 CT 影像

图 A 为双侧背部沿肋间横向扫查：肺部超声二维灰阶图像提示右侧背部胸膜线不光整，连续性欠佳，呈"铺路石"样改变（黄色箭头所示）；左侧背部相对应位置沿肋间横向扫查，可见胸膜线光整，连续性可，其下方可见 A 线。图 B 为右侧背部沿肋间横向扫查：肺部超声二维灰阶图像提示右侧背部胸膜线中断，胸膜下斑片状肺实变影（虚线代表实变区域），其下方可见 B 线，A 线消失。图 C 和图 D 为肺部超声检查当日行胸部 CT，提示右肺下叶片状磨玻璃影，累及胸膜。

查体：体温 36.3℃，HR 99 次 /min，RR 20 次 /min，BP 136/83mmHg。

患者的肺部超声表现及 CT 影像见图 12-3。

【病例 3】

男，50 岁，以"头痛 5d"为主诉入院。患者因陪同家属前往医院就诊，于 2 月 9 日出现头痛不适，2 月 13 日行隔离观察，2 月 18 日行 CT 检查示双肺毛玻璃影。同时行核酸检测，结果未知。2 月 21 日于方舱医院隔离观察治疗，其间予以中药对症治疗。患者无发热，无咳嗽咳痰，无喘气、乏力，无咯血，无心慌、恶心、呕吐等不适。其间共行 3 次核酸检测，前两次结果为阴性，3 月 4 日核酸结果未知。3 月 1 日复查胸部 CT 示肺部病变未完全吸收，但较前有所好转。今为进一步治疗转入某医院。起病以来，患者精神、饮食、睡眠差，大小便如常。

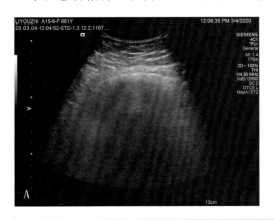
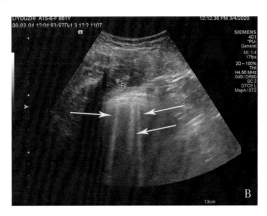

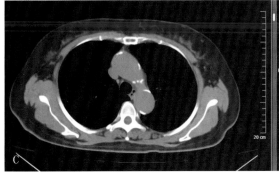
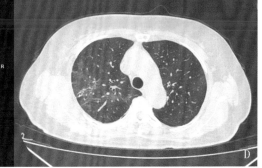

图 12-3　病例 2 肺部超声及 CT 影像

图 A 为左侧胸部沿肋间横向扫查：如图中所见，肺部超声二维灰阶图像上可见胸膜尚光整，连续性可。图 B 为右侧胸部沿肋间横向扫查：肺部超声二维灰阶图像右侧胸部可见 3 条 B 线（黄色箭头所示），形似火箭升空，这个图案就是"火箭"征。B 线平均间隔为 7mm，此即小叶间隔肺"火箭"征，又称小叶"火箭"征。图 C 和图 D 为肺部超声检查当日行胸部 CT，提示右下肺散在斑片状磨玻璃影。

既往史：患者平素健康状况良好，无特殊。否认高血压、糖尿病、冠心病史；否认肝炎、结核等传染病史；否认手术外伤史、药物过敏史、输血史。

个人史：患者长期留居武汉市，曾陪同家属医院就诊；无吸烟史；无饮酒史；无毒品接触史；无冶游史。

查体：体温 36.5℃，HR 101 次 /min，RR 20 次 /min，BP 121/81mmHg。

患者的肺部超声表现见图 12-4。

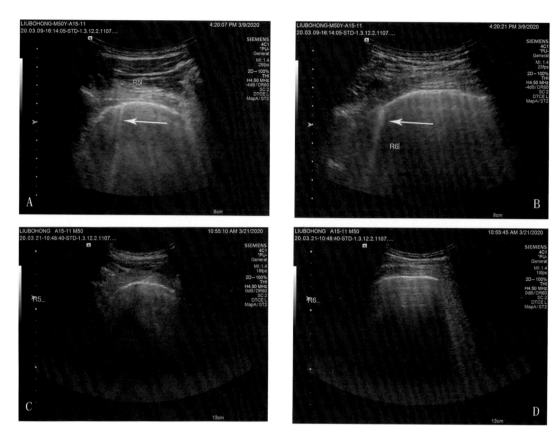

图 12-4 病例 3 肺部超声表现

四幅图均为右侧背部沿肋间横向扫查得到的二维灰阶声像图，图 A 和图 B 中均可见 B 线（黄色箭头所示），自胸膜发出并垂直于胸膜，似"激光样"，不衰减；此外胸膜线光整，连续性尚可。图 C 和图 D 为抗病毒及对症治疗 12d 后再次行肺部超声检查，可见右侧背部肺区胸膜线光整，连续性可，可见平行于胸膜的 A 线，未见 B 线。

武汉雷神山医院建院以来收治新冠肺炎患者近 2000 人，60% 以上的患者是中老年人，大多有基础疾病或长期卧床，因此超声的便携性给患者带来了极大便利。2 月初，雷神山医院超声科开展肺部超声检查，尽管开展时间不长，但由于接触患者较多，因此积累了丰富的经验。下面将肺部超声心得与大家分享。

（1）肺部超声观察胸膜及胸膜下病变敏感度较高，特别是新冠肺炎大多累及肺外周，肺部超声能很好地观察到胸膜下病变，但没有胸部 CT 的整体观。因此我们建议新冠肺炎诊断以 CT 为主，肺部超声为辅。

（2）危重型患者例如 ICU 的患者，大多数无法活动，此时肺部超声为危重型患者的病情判断提供主要帮助。

（3）尽管指南推荐使用 BLUE 方案，但是超声操作灵活，我们建议沿肋间扫查，不以点代面，可以发现更多的阳性征象。

（吴猛　甘田　郑齐超）

第二节　西安资料分析

COVID-19 与既往流感病毒所致的肺炎传播特点不同，COVID-19 传播迅速，感染率高，病程进展快，且具有致死性。在 COVID-19 患者的临床检查中，影像学诊断除了 X 线胸部摄影、CT 胸部扫描外，还可采用超声检查，特别是对重型患者床旁检查。超声与 CT 检查相比，在成本、便捷性、整体消毒方便性等方面有较大的优势，且与患者接触的面积更小。特别是高频超声小器官探查，在观察胸膜下肺周病灶方面更能微观地显示病灶的病变形态及变化进程，在显示肺周实变肺组织气水含量交替变化方面具有独特优势。有文献报道，高频探头可显示肺内出血引起部分未实变肺组织内的充气征，即肺气泡征，这对细微观察肺周病变、评价病变演变过程有重要意义。彩色血流多普勒技术的另一优势是能反映肺周实变的病变血供情况及进程，相比传统放射学检查技术有其特殊的临床意义。因此在临床上，超声已在急重型肺炎的诊断、治疗后进行及时的疗效评估等方面发挥着不可或缺的作用。

目前，COVID-19 影像学诊断的关注点大多在 CT 检查上，关于超声诊断方面的临床经验较少。本章节试通过描述 COVID-19 患者在疾病不同进展阶段肺部病变的超声特征，来说明超声在辅助诊断 COVID-19 方面的临床价值。通过临床分析，我们可以看到 COVID-19 患者在疾病早期经超声可探及胸膜下 B 线。超声探查可见病灶处胸膜线下孤立存在的 B 线、多条不连续或连续融合 B 线（"瀑布"征）；或弥漫性分布的 B 线（"白肺"征），同时 A 线消失。与心源性肺水肿所致 B 线比较，COVID-19 患者的 B 线融合现象更普遍，位置相对也比较固定；COVID-19 患者的 B 线边缘模糊，无分叉征，起点位于胸膜下病灶，较心源性肺水肿的 B 线起点圆钝。患者胸膜处肺周病灶区超声探查可见胸膜线欠光滑、毛糙、连续中断。早期患者CT检查可见斑片状、大片状磨玻璃样影，且多好发于胸膜下；超声探查可见胸膜线回声减低，毛糙欠光滑，病灶区可见胸膜局限性凹陷，或伴B线出现；部分肺间质实变患者胸膜线连续中断，超声表现为胸膜线强回声中断消失，胸膜线中断处肺组织内可见小片状低回声实变影，其内回声均匀或不均匀，呈细筛网样改变，其后可见弥漫性B线形成的"瀑布"征。如病例1、病例2。

【病例1】

男，81岁，患者20d前无明显诱因出现发热，测体温最高为37.8℃，偶有咳嗽、咳痰，痰为白色黏痰，伴腹泻，每日1次，均为稀水样便，无胸痛，无咯血，痰中带血，无乏力、盗汗，于西安市某院住院治疗4d，发热、腹泻好转，因春节自行离院。6d前再次出现发热，体温最高为37.5℃，仍有呕吐、咳嗽、咳痰，4d前在社区输注莫西沙星抗感染治疗2d，症状无缓解，2d前就诊于外院，行胸部CT提示左肺上叶异常密度影，左肺下叶少许纤维灶及渗出；因外院住院期间邻床确诊新型冠状病毒肺炎，专家会诊后考虑疑似新型冠状病毒肺炎，由"120"送入某医院。现患者仍有咳嗽、咳痰，痰为白色黏痰，患者自起病以来，精神较差。

流行病学史：20d前于外院住院期间有新型冠状病毒肺炎确诊患者（其邻床）密切接触史，接触史4d。近期无武汉及周边地区旅居史，无武汉及周边地区来人接触史，无人口密集地活动史，无省外其他地区旅居史。

新型冠状病毒咽拭子核酸检测为阳性；胸部CT提示（图12-5、图12-6）左肺上叶可见斑片状磨玻璃影，其内可见多发囊状透光影；左肺阴影考虑感染性病变可能。

图12-7凸阵显示左肺上叶尖段肺周A线消失，宽大B线，呈"瀑布"征，胸膜线不连续。

图12-8凸阵显示左肺下叶后基底段肺周宽大B线，A线消失，肺周小斑片样病灶，胸膜线不连续。

图12-9、图12-10线阵显示左肺下叶后基底段肺周胸膜线中断，肺周小斑片实变影，后伴B线，其内未见明显血流信号，位置固定，发源点圆钝，胸膜局限性增厚。

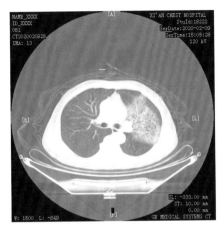

图 12-5　多发囊状透光影

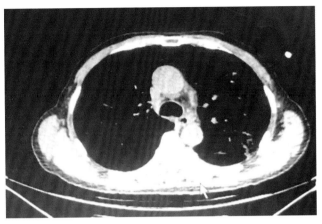

图 12-6　左肺阴影考虑感染性病变可能

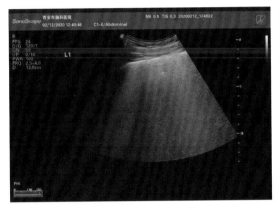

图 12-7　"瀑布"征，胸膜线不连续

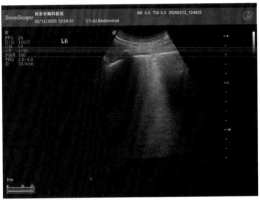

图 12-8　小斑片样病灶，胸膜线不连续

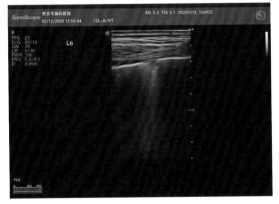

图 12-9　胸膜线中断

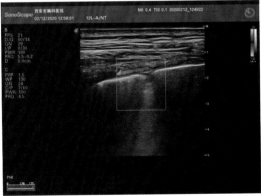

图 12-10　胸膜局限性增厚

【病例2】

女，35岁，发热2d，无明显诱因出现发热，体温最高达37.7℃，患者曾于1月21日去某商城购物，1月22日曾去某院给孩子看眼病。于外院行咽拭子新型冠状病毒检测为阳性，确诊为新型冠状病毒肺炎，由"120"送入某医院。

既往史：否认高血压病史；否认糖尿病病史；否认冠心病病史。否认肝炎、结核等传染病史；否认手术、外伤史。否认输血史。否认药物过敏史，否认食物过敏史；预防接种史不详。

个人史：出生并生长于本地，无武汉及周边地区旅居史，无新冠肺炎确诊患者接触史，无省外其他地区旅居史。无飞机、高铁等公共交通工具乘坐史，工作及生长环境中无化学毒物接触史；无放射性物质接触史；无吸烟史；无饮酒史；无冶游史。于外院行咽拭子新型冠状病毒检测结果为阳性，胸部CT提示（图12-11、图12-12）右下肺渗出感染灶，新冠病毒核酸检测为阳性，确诊为新冠肺炎。

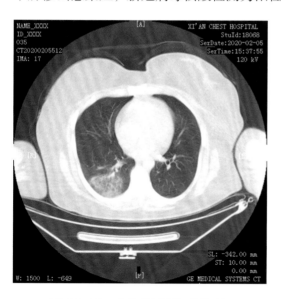
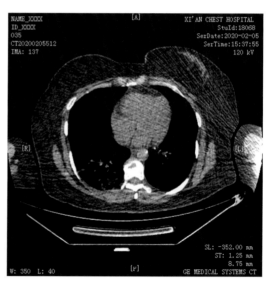

图 12-11　右下肺渗出感染灶　　　　图 12-12　确诊为新冠肺炎

图12-13凸阵显示右肺下叶后基底段局部弥漫B线。

图12-14、图12-15、图12-16线阵显示右肺下叶后基底段局部胸膜线不光滑，不连续，图12-14呈"铺路石"样改变。

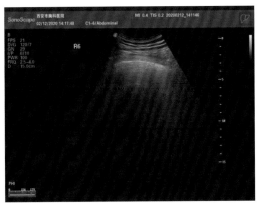

图 12-13　弥漫 B 线

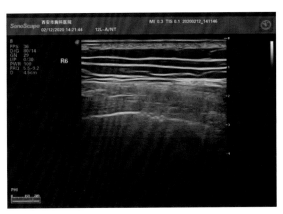

图 12-14　"铺路石"样改变

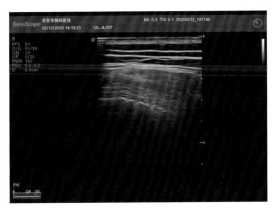

图 12-15　胸膜线不光滑

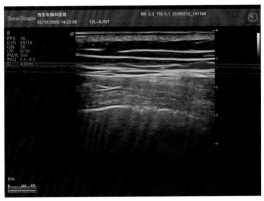

图 12-16　胸膜线不连续

进展期 COVID-19 患者肺周病灶在早期病理变化的基础上进一步发展，超声探查可见胸膜下病灶呈多发的实变影。此阶段患者 CT 扫描提示肺内出现实变影；超声探查于肺周亦可见片状或条带样实变低回声，边界不清，其内回声部分欠均匀，呈筛网样改变，病灶多分布于双肺后野，后下肺野更显著。如病例 3、病例 4。

【病例 3】

女，34 岁，5d 前无明显诱因出现发热，体温最高 38℃，咳嗽，咳少量白痰，伴气短，活动后加重，无寒战，在当地医院拍胸部 CT 提示肺部阴影，抗炎治疗效果不佳，其母亲、父亲患有新型冠状病毒肺炎。

既往史：平素身体健康状况一般；否认高血压病史；否认糖尿病病史；否认冠心病病史。否认肝炎、结核等传染病史；否认手术、外伤史。否认输血史。否认药物过敏史，否认食物过敏史；预防接种史不详。

个人史：出生并生长于中国，否认疫水接触史；否认疫区居住史；工作及生长环境中无化学毒物接触史；无放射性物质接触史；无吸烟史；无饮酒史；无冶游史。

胸部 CT 提示（图 12-17、图 12-18）双肺多发斑片渗出影，中外带为主，符合典型新型冠状病毒肺炎的影像学表现，鼻咽拭子新型冠状病毒核酸检测为阳性。

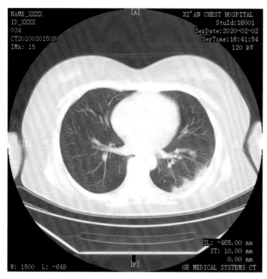

图 12-17　多发斑片渗出影

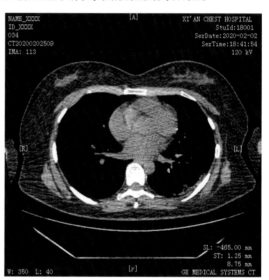

图 12-18　中外带渗出影

图 12-19 凸阵显示左肺上叶尖后段肺周可见宽大 B 线及"小瀑布"征。

图 12-20、图 12-21、图 12-22 线阵显示左肺上叶尖后段胸膜线中断，肺周沿胸膜下可见细条带样肺实变影。

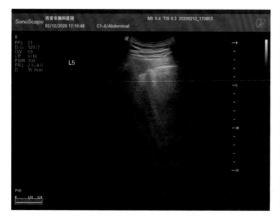

图 12-19　B 线及"小瀑布"征

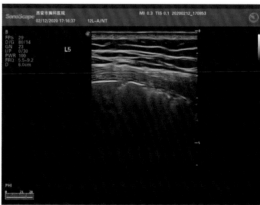

图 12-20　胸膜线中断

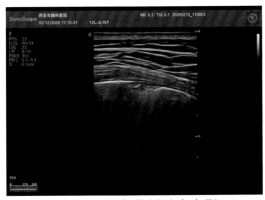
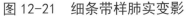
图 12-21 细条带样肺实变影

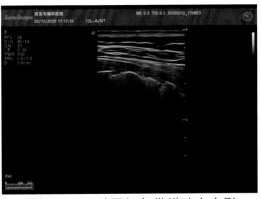
图 12-22 肺周细条带样肺实变影

【病例 4】

男，36 岁，咳嗽 8d，咳白痰；2d 前发热，体温 37.5℃，就诊于外院，行胸部 CT 检查，怀疑"新型冠状病毒肺炎"，故由"120"转入某医院。其同事确诊新型冠状病毒肺炎，1 月 20 日与其同事开会，接触约 4h。

既往史：平素身体健康状况一般；否认高血压病史；否认糖尿病病史；否认冠心病病史。否认肝炎、结核等传染病史。

个人史：出生并生长于中国，有疫水接触史；否认疫区居住史；否认疫区人员密切接触史；否认人口密集地活动史；否认外地旅居史；工作及生长环境中无化学毒物接触史；无放射性物质接触史；无吸烟史；无饮酒史；无冶游史。

胸部 CT 提示（图 12-23、图 12-24）左肺上叶、右肺中叶、两肺下叶靠外带可见多发分布片状磨玻璃影，胸部 CT 提示两肺阴影符合病毒性肺炎改变；新型冠状病毒咽拭子核酸检测为阳性。

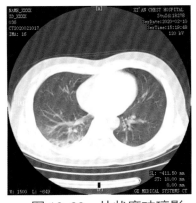
图 12-23 片状磨玻璃影

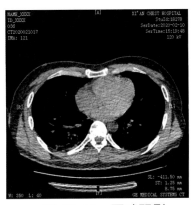
图 12-24 两肺阴影

图 12-25 线阵显示右肺下叶后基底段胸膜线中断，胸膜下可见片状低回声肺实变影，内可见少量支气管充气征后伴弥漫性 B 线，呈"瀑布"征。

图 12-26 线阵探头显示右肺下叶后基底段胸膜线连续中断，可见片状低回声肺实变影，伴弥漫性 B 线呈"瀑布"征，CDFI 显示胸膜下实变肺组织内血流信号不明显。

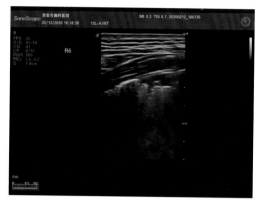 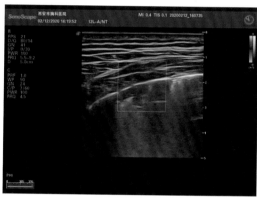

图 12-25   图 12-26

重型期 COVID-19 患者肺周实变病灶在进展期表现的基础上，病灶分布区域进一步扩大，CT 扫描显示呈大片样、条带样实变影，超声探查亦可见病变肺组织气体强回声减少，筛网样影逐渐实变，实变病灶内超声可见粗大支气管充气征，伴病灶后弥漫性 B 线。胸膜下可见长条样实变影，其内见多个线样、等号样强回声，呈"铺路石"样改变，间质性病变征象显著；病灶后伴大量弥漫性 B 线，呈"白肺"样表现，A 线消失。如病例 5。

【病例 5】

女，42 岁，4d 前无诱因间断发热，体温最高 38.5℃。伴有干咳，胸闷、气短，活动后加重。外院检查胸部 CT 提示多发斑片样密度增高，提示疑似病毒性肺炎，转入某医院继续检查。

既往史：平素身体健康状况一般；否认高血压病史；否认糖尿病病史；否认冠心病病史。否认肝炎、结核等传染病史；否认手术、外伤史；否认输血史。

个人史：出生并生长于陕西省西安市。否认疫水接触史；否认疫区居住史；工作及生长环境中无化学毒物接触史；无放射性物质接触史；无吸烟史；无饮酒史；无冶游史。患者自述无武汉及周边地区旅居史；无明确新冠肺炎确诊患者接触史；无明确武汉及周边地区来人接触史；但患者系某超市某专柜导购员，接触各类人员较多，不排除在不知情情况下接触疫区人员可能。

外院检查胸部 CT（1 月 30 日）提示多发斑片样密度增高，提示疑似病毒性肺炎。

本院 CT（2 月 4 日，图 12-27、图 12-28）提示两肺多叶多段可见多发斑片状、大片状磨玻璃影，病变以胸膜下分布显著，病变处血管纹理显增粗、变实。气管、支气管影通畅。新型冠状病毒咽拭子核酸检测阳性。

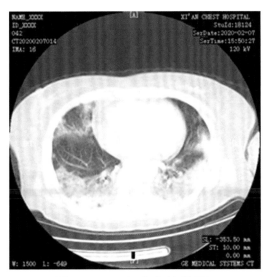 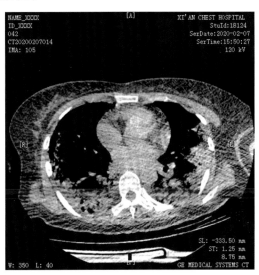

图 12-27　多发斑片状影　　　　　图 12-28　大片状磨玻璃影

图 12-29、图 12-30、图 12-31 超声可见胸膜线欠连续，毛糙不光滑，胸膜下可见大片长条样、带状实变影，其内多个线样、等号样强回声为支气管充气征；呈"铺路石"样改变，间质性病变征象显著；病灶后伴大量弥漫性 B 线，呈"白肺"样表现，A 线消失。

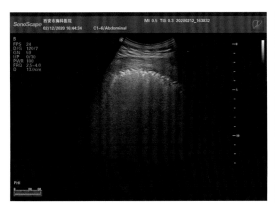 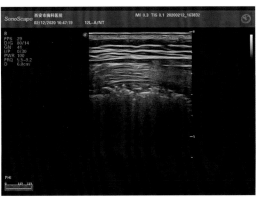

图 12-29　胸膜线欠连续　　　　　图 12-30　胸膜线不光滑

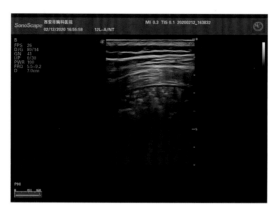

图 12-31 "白肺"样表现

超声特色技术在诊断 COVID-19 中的临床应用，对于 COVID-19 患者肺周病变，超声探查可见相邻的胸膜局限性增厚及相邻胸膜下局限性胸腔积液，以进展期及重型期患者多见。CT 在患者病灶区扫描时，由于容积效应对少量胸腔积液及微量的胸膜局限性增厚显示不佳；但超声的高频线阵探头具有独特的优势，可以清晰地明确显示微量的胸膜局限性增厚、胸膜下积液，以及与肺周病灶的关系，可弥补 CT 扫描技术的不足。CDFI 可实时动态探查 COVID-19 患者肺周病灶的血流情况。CDFI 超声显示进展期及重型早期 COVID-19 患者胸膜下实变病灶的血流信号不丰富。如病例 6。

【病例 6】

女，77 岁，患者咳嗽 4d，间断性咳嗽，干咳，伴咽部发痒，无发热盗汗。无胸闷气短。在家自服抗病毒颗粒，无好转。1d 前患者去外院行胸部 CT 提示肺部阴影，怀疑新型冠状病毒肺炎。随后被 "120" 送入某医院。

既往史：平素身体健康状况一般；有 30 年高血压病史，血压稳定，服降压药，患者不识字，诉不出药名；否认糖尿病病史；否认冠心病病史。否认肝炎、结核等传染病史；有手术、外伤史。

个人史：出生并生长于本地。否认疫水接触史，无疫区居住史及归来人员接触史，1 月 27 日从广州乘飞机返回西安（在广州居住 1 个月）；否认疫区居住史；工作及生长环境中无化学毒物接触史；无放射性物质接触史；无吸烟史；无饮酒史；无冶游史。

CT 提示（图 12-32、图 12-33）右肺上叶尖段、后段、中叶、下叶背段、双肺下叶基底段可见多发小斑片状、斑点状影及磨玻璃密度影，少量胸腔积液。双肺阴影符合病毒性肺炎改变；新型冠状病毒咽拭子核酸检测为阳性。

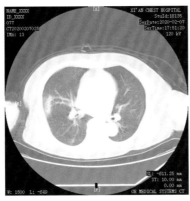

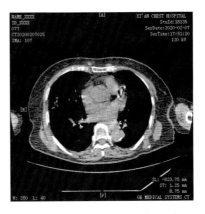

图 12-32　磨玻璃密度影　　　图 12-33　少量胸腔积液

　　图 12-34、图 12-35 线阵探头显示右肺下叶外侧段胸膜线中断，肺周病灶内可见支气管充气征，边缘不规则欠光滑，病变处胸膜局限性增厚，周围可见少量胸膜下积液。图 12-35 CDFI 显示病变内可见微量血流信号。

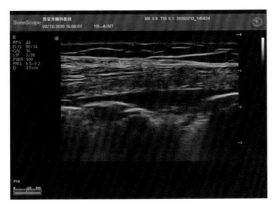

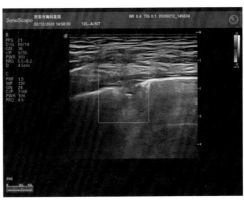

图 12-34　胸膜线中断　　　　图 12-35　少量胸膜下积液

　　通过以上临床资料分析，我们可以看到在 COVID-19 疾病早期，超声探查主要表现为胸膜线改变及产生 B 线。超声显示病变处胸膜线粗糙欠光滑，凹陷、中断或消失，病变胸膜线处可见 B 线，所产生 B 线的起点位置固定，多位于病变处胸膜线下，这是区别于心源性肺水肿 B 线的主要特征。在进展期，随着肺部病变进一步扩大，胸膜线大量被破坏，出现较多 B 线，融合在一起形成"瀑布"征。同时，在胸膜下可出现不规则的斑片状影，形成实变区域，由于患者病程的进展时期不同，从而肺组织实变的范围、程度不同，病灶内回声均匀或不均匀，多可见细小支气管肺泡充气征（考虑次级肺小叶受间质炎性侵犯，间质水肿增厚，部分细小支气管及肺泡尚未受侵犯而气体含量仍然较高所致）。随着疾病进入重型期，肺部实变进一步加重，实变区域内超声可见较粗支气管充气征（重型期或局部大片实变多见，考虑原因可能为局部炎症风暴所致大部细小支气管肺泡水肿实变，仅留较大支气管或部分肺泡）。CDFI 显示进展期及重型早期病变肺组织呈乏血流信号；研究即使尽量使用不同型号的超声仪器及探头调节，仍显示实变肺组织呈乏血流表现，具体原因尚不清楚。可能与病变的病理性质有关，同时与病变进展时期有关。但是，应引起高度重视，一方面，因普通炎症所致肺实变彩色多普勒超声探查可呈现丰富的血流信号，一般预后较好；但 COVID-19 患者病变一般进展迅速，大量肺泡受病毒侵袭破坏，分泌黏液性痰液快速充填细支气管及肺泡，阻碍氧气、二氧化碳交换，可引起患者死亡，CDFI 显示病灶呈乏血流征象是否与肺组织未能迅速建立起丰富微小血管交换机制相关还有待于进一步研究。另一方面，通过研究随访动态观察数例患者，部分处于恢复期的 COVID-19 患者肺周病灶，随着实变肺组织再次充气，实变肺组织血流信号逐步增加，其具体原因亦不清楚，由于病例少不能排除偶然性，但值得肯定的是彩色多普勒超声相比其他医疗设备更能有效、直观地了解实变肺组织的血供信息，作为唯一一种可进行 COVID-19 患者床旁检查的影像学检查技术，对临床医生预先判断患者预后及病情进程有重要的临床价值。

通过对 COVID-19 患者病情进展不同时期肺部超声表现特征的临床病例资料分析描述，希望为 COVID-19 的诊断提供更多影像学的检查及评估手段，同时结合 CT 扫描征象的分析，能够为肺部病变诊断及治疗提供更多的帮助。

（黄毅　王思翰　郑楚云　剧猛）

第三节　杭州资料分析

在本节中，我们回顾性分析在杭州市集中收治的 COVID-19 确诊患者，并进行统计分析，结果汇报如下。

我们分析了 69 例 2020 年 1 月至 2020 年 3 月期间在我院收治的 COVID-19 确诊患者，其中临床分型为普通型 41 例、重型 28 例。男性 46 例，女性 23 例，年龄 29 ~ 85 岁，平均（40.9±14.2）岁。所有患者我们均结合 CT 影像对位进行超声扫查，对超声阳性表现进行分析。

超声扫查方法上，我们常规取坐位按肩胛下角线、腋后线、腋前线、锁骨中线自上而下行肋间扫查，并结合肺部 CT 病灶对位进行定点超声扫查，详细记录扫查结果。

结果表明，经与 CT 影像对照，所有病例超声扫查均可见一种或多种阳性征象。

主要阳性表现如下。

（1）胸膜线改变 95.7%（66/69），表现为胸膜线模糊、变形、增厚、中断缺失，部分呈波浪状或锯齿状（图 12-36）。

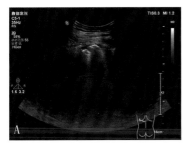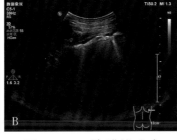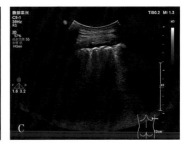

图 12-36 胸膜线改变

男性患者，74 岁，超声可见正常胸膜线消失，局部胸膜线增厚，高低不平，呈波浪状，部分胸膜线中断消失，同时，其后方 A 线消失，可见类似 B 线回声。

（2）出现 B 线 91.3%（63/69），含散在 B 线与融合 B 线，单纯散在 B 线 45 例，或同时合并融合 B 线 24 例，而融合 B 线病例常伴随散在 B 线（图 12-37）。

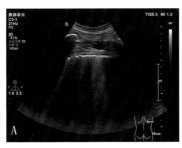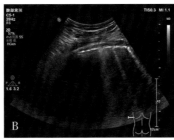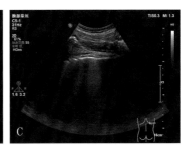

图 12-37 B 线

男性患者，63 岁，临床分型为重型，超声可见肺内散在分布 B 线及融合 B 线，部分胸膜线中断。

（3）肺实变 42%（29/69），超声可见肺组织呈实质性低回声，类似于肝脏，内部常可见分枝状排列的"短管"状气体强回声，称支气管充气征；小片状肺实变后方常伴有"瀑布"样回声，类似 B 线（图 12-38），实变肺组织边缘部分可见杂乱不规则的强光斑，为"碎片"征（图 12-39）。

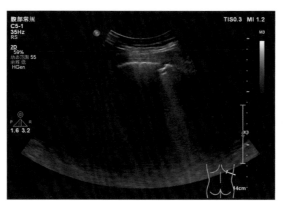

图 12-38 "瀑布"征

小片状肺实变后方呈"瀑布"征，局部胸膜线中断缺失。

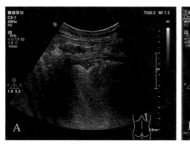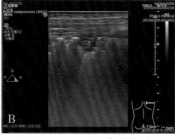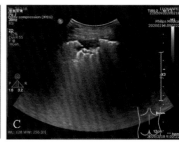

图 12-39 "碎片"征

　　男性患者，63 岁，临床分型为重型。A—局部肺组织呈实质性回声；B—内部可见散在分布"短管"状回声（支气管充气征）；C—实变边缘见杂乱强回声（"碎片"征）。

　　（4）胸腔积液 15.9%（11/69），11 例患者均为少量或微量胸腔积液，积液位于肋膈角，其中 CT 诊断 3 例。（图 12-40）

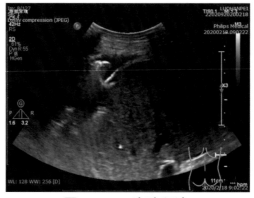

图 12-40 胸腔积液

　　男性患者，61 岁，临床分型为重型，患侧肋膈角可见少量液性暗区。

在我们的 69 个病例中，所有病例超声上均可见阳性征象，同一病例可同时存在多种阳性征象。其中胸膜线改变伴随 B 线和肺实变出现概率最高。支气管充气征和"碎片"征仅伴随肺实变出现。

另外，我们还发现本组病例胸腔积液发生率较低，占 15.9%（11/69），胸腔积液多位于肋膈角，均为少量或微量胸腔积液。11 例胸腔积液中 CT 诊断 3 例，超声对胸腔积液敏感性高于 CT。

针对以上结果，我们进行如下讨论分析。

由于肺内气体对超声波形成全反射，超声无法显示正常肺内结构。根据肺部 CT 影像，COVID-19 病变多位于肺部外周带或紧贴胸膜下，病变由于炎性反应使肺泡及间质内渗出物堆积，局部肺泡内含气量减少，为肺部超声检查提供了基础条件。同时，超声对紧贴胸膜的病灶敏感性较高，本组 69 例患者超声发现阳性征象达 100%。

COVID-19 临床普通型和重型患者，超声主要表现有胸膜线改变、出现 B 线、肺实变，部分患者伴有少量胸腔积液，胸腔积液量少，多位于肋膈角。

胸膜线改变为最常见的阳性征象，阳性率达 95.7%，表现为胸膜线模糊、变形、增厚、中断缺失，胸膜线是指肺部层胸膜表面，为肺内空气与周围组织间高声阻抗差产生的高回声线。在病变侵及胸膜下，其局部肺泡含气量改变时可出现高回声的胸膜线变形、中断等征象。

B 线征象检出率达 91.3%，含散在 B 线与融合 B 线，融合 B 线病例均伴有散在 B 线。B 线为超声在气体和水的界面上产生强烈的混响，声束在反射体内来回往返，形成多次反射，表现为散在或融合的"彗星尾"征，自胸膜发出并与胸膜垂直，其远端延伸到远场。B 线是血管外肺水肿的一种超声表现，B 线数目反映肺水肿的程度。经对比，单纯 B 线患者症状明显轻于融合 B 线。

随着病程进展，肺泡内渗出物不断聚集，肺泡内含气量减少形成肺不张，或渗出物充填肺泡内形成肺实变，超声表现为实质性回声，如肝脏组织。肺实变常伴随支气管充气征和"碎片"征，支气管充气征是诊断肺实变的主要依据。

COVID-19 患者胸腔积液发生率 15.9%，均为少量或者微量积液，坐立位于肋膈角可见，超声对胸腔积液敏感性明显高于 CT 影像。

超声无法确定肺部炎性病灶范围，临床应用超声在评估肺水肿、胸腔积液方面具有优势，因超声具有便携性，对同一患者可用超声评估病情进展。

参 考 文 献

[1] 新型冠状病毒肺炎重型超声应用专家共识（战时应急稿）[J]. 中国急救医学，2020，30：4.

[2] LICHTENSTEIN D A, MALBRAIN M L N G. Lung ultrasound in the critically ill（LUCI）: a translational discipline[J]. Anaesthesiol Intensive Ther，2017，49（5）: 430–436.

[3] LICHTENSTEIN D A, MEZIERE G A. Relevance of lung ultrasound in the diagnosis of acute respiratory failure: the BLUE protocol[J]. Chest，2008，134: 117–125.

[4] SARAOGI A. Lung ultrasound: present and future[J]. Lung India，2015，32（3）: 250.

[5] 中华医学会心血管病学分会，心血管病影像学组中华医学会超声医学分会，中华医学会呼吸病学分会，新型冠状病毒肺炎肺部超声检查及远程诊断实施方案（第一版）. 中华医学超声杂志（电子版）[J]，2020，2（17）: 1.

[6] KUREPA D, ZAGHLOUL N, WATKINS L, et al. Neonatal lung ultrasound exam guidelines[J]. J Perinatol，2018，38（1）: 11–22.

[7] RADZINA M, BIEDERER J. Ultrasonography of the lung[J]. Rofo，2019，191（10）: 909–923.

[8] CHAN J F. A familial cluster of pneumonia associated with the 2019 novel coronavirus indicating person–to–person transmission: a study of a family cluster[J]. The Lancet，2020，395（10223）: 514–523.

[9] WANG W, TANG J, WEI F. Updated understanding of the outbreak af 2019 novel coronavirus（2019.nCoV）in Wuhan，China[J]. J Med Virol，2020.

[10] LEI J, LI J, LI X, et al. CT Imaging of the 2019 novel coronavirus（SARS–CoV–2）Pneumonia[J]. Radiology，2020.

[11] WANG G, JI X, XU Y, et al. Lung ultrasound: a promising tool to monitor

ventilator−associated pneumonia in critically ill patients[J]. Crit Care，2016，20（1）：320.

[12] BUDA N，MASIAK A，SMOLEŃSKA Ż，et al. Serial lung ultrasonography to monitor patient with diffuse alveolar hemorhage[J]. Ultrasound Q，2017，33（1）：86−89.

[13] YIN W，LI Y，ZENG X，et al. The utilization of critical care ultrasound to assess hemodynamics and lung pathology on ICU admission and the potential for predicting outcome[J]. PLoS One，2017，12（8）：182881.

[14] XIROUCHAKI N，KONDILI E，PRINIANAKIS G，et al. Impact of lung ultrasound on clinical decision making in critically ill patients[J]. Intensive Care Med，2014，40（1）：57−65.

[15] HUANG Y，WANG S H. A preliminary study on the ultrasonic manifestations of peripulmonary lesions of non−critical novel coronavirus pneumonia（COVID−19）[J/OL].SSRN−id3544750. [2020−02−26]. https://ssrn.com/abstract=3544750.

[16] 李虹，李一丹，朱维维 . 高频胸膜肺超声对呼吸困难患者肺部疾病的诊断价值：与 CT 对照研究 . 中华超声影像学杂志 [J]. 2016，6（25）：305−308.

[17] SOLDATI G，COPETTI R，SHER S. Sonographic interstitial syndrome：the sound of lung water[J]. J Ultrasound Med，2009，28（2）：163−174.

[18] SOLDATI G，GIUNTA V，SHER S，et al. "Synthetic" comets：a new look at lung sonography[J]. Ultrasound Med Biol，2011，37（11）：1762−1770.

（黄斌　崔新伍）

第十三章 COVID-19 的远程肺部超声应用

COVID-19 具有传染性强、进展快的特点，严重者可快速进展为急性呼吸窘迫综合征（acute respiratory distress syndrome，ARDS）和肺衰竭，可导致患者死亡。目前高分辨率 CT 已被确认为诊断 COVID-19 的主要影像学依据，但存在电离辐射对医患的潜在伤害、重型患者转运风险以及大型仪器消毒困难等难题。超声具有动态评估患者病情、简便易学、便捷、费用低廉、无放射线损害等优势，已被广泛应用于各种肺部疾病的影像学评估。随着 COVID-19 疫情的暴发，超声在患者肺部、循环容量、基础疾病评估等方面具有重要的临床价值。但由于需要超声医生直接接触患者，这也给医生增加了感染的风险。基于目前成熟、安全的计算机网络、多媒体、人工智能（artificial intelligence，AI）、云计算、5G 通信等技术，使远距离图像采集、存储、传输、分析和处理，保证视频、音频等多路信号高精度同步，以及最终构建超声影像远程实时协同交互操作和会诊模式成为现实，这也为在防控 COVID-19 中尽可能减少医护人员感染的风险提供了良好的技术保障。本章通过介绍远程医疗、远程超声技术，探讨 COVID-19 远程肺部超声应用的基本规范，以及突破时空限制，建立跨地域、跨专科的远程超声协作模式，在有效评估患者超声影像学变化的同时能够实现最大程度保护医务人员及专家资源的共享。

第一节　远程医疗

最早的远程医疗（telemedicine）应用始于 20 世纪 60 年代，美国国家航空航天局（National Aeronautics and Space Administration，NASA）建立远程医疗平台为宇航员提供远程医疗服务，通过卫星及微波技术，用于远程传输心电图及 X 线摄片等医学信息。20 世纪 80 年代末，由于计算机技术的快速发展及现代通信技术水平的不断提高，远程医疗得到了广泛的应用及深入的研究。我国的远程医疗发展较晚，但极为迅速。1988 年，解放军总医院通过卫星与德国一家医院进行了神经外科远程病例讨论。1996 年 10 月，上海华山医院开通了远程医疗网。1997 年 6 月，原卫计委中国金卫医疗网络正式开通并投入运营。1997 年 9 月，中国医学基金会成立了国际医学中国互联网委员会（International Medical China Internet Committee，IMCIC），在我国开展医学信息及远程医疗工作。进入 21 世纪，国家多次规划和组织研究制定远程医疗发展的相关政策、机制、法规和标准，为远程医疗在全国推行提供实践基础和经验。截至目前，在远程医疗方面开展比较成熟的学科有远程放射学、远程心脏病及心电学、远程神经放射学、远程病理学、远程皮肤病学、远程外科学、远程内科学及特殊环境（边远海岛地区或山区、自然灾害及战地等恶劣环境等）远程医疗等。

一、远程医疗及基本构成

远程医疗早期被定义为使用电子信息和通信技术为患者提供医疗保健服务的系统。随着相关技术的发展，逐渐演化为利用现代医学、信息、通信等技术完成各种医学信息的远程采集、传输、处理、存储、索引、查询、浏览，实现医疗机构的区域互联、资源共享、功能互补，甚至是更大范围的医疗机构间的互联互通、资源共享。

远程医疗的基本构成如下。

（1）医疗服务提供者：为远程医疗的后端，主要指的是具备丰富的医学资源和诊疗经验的医疗机构或云医院平台。

（2）医疗服务需求方：为远程医疗的前端，主要指的是不具备足够医疗能力或条件的医疗机构或者患者。

（3）远程医疗信息系统：由医疗设备、计算机网络平台和医疗软件组成。

二、远程医疗的优势及意义

远程医疗是经济和社会发展的需要，随着信息技术的发展、高新技术的应用，尤其是医用智能 APP、5G 通信网络、云计算与大数据的发展（表 13-1），以及各项法律法规的逐步完善，远程医疗必将获得前所未有的发展契机，显示出其强大的生命力。

表 13-1　远程医疗高新技术支持

高新技术	远程医疗应用
医用智能 APP	通过可穿戴设备，实现血压、心电、血糖、血氧饱和度、呼吸等管理
5G 技术	5G 的速度比 4G 提高 100 倍，峰值速率可达 20Gbps，空口时延 1 ～ 10ms。利用 5G 网络高速率、低时延的特性，可以实现远程操控机器人并完成超声检查，以及医生端和患者端之间的实时视频音频交流
大数据	1. 临床治疗效果的比较研究：通过深入分析包括患者体征、治疗方案、费用和疗效在内的大数据，帮助医生评估并选择临床实际应用中最有效或收益最高的治疗方法； 2. 临床决策应用：分析医生输入的医嘱，比较其与医学指南的差异，提醒医生防止潜在的错误，从而降低医疗事故发生率
云计算	1. 解决远程会诊系统重复建设或建设周期长的难题； 2. 解决硬件利用率低、后续费用及异地容灾备份成本高昂等难题

（1）远程医疗可使先进的城市医疗技术跨越地域障碍为边远地区群众服务，一定程度上弥补了医疗资源分布的不均匀，有助于解决群众看病难的问题。

（2）远程医疗能极大地提高各种形式医疗资源援助的深度、广度和及时性，极大地降低成本。当前我国政府非常重视医联体建设，远程医疗服务模式可以使各级医院资源得到更合理的使用，促进中小型医院的发展。

（3）远程医疗系统建设有助于基层医疗卫生人才的培养，通过远程会诊，基层医生可实现专业技能的不断提升，有利于基层医院的发展。

（4）远程医疗有助于打破医院间的各种医学数据壁垒，经过适当的标准化处理，就可以通过接口实现临床信息系统（clinical information system，CIS）、医院信息系统（hospital information system，HIS）、医院检验系统（laboratory information management system，LIS）、放射信息系统（radiology information system/picture archiving and communication systems，RIS/PACS）和基层卫生服务系统（primary health service system，PHSS）等信息或资源的共享。

（5）远程医疗建设是疾病防控和重大公共卫生事件应急的需要。在疾病流行、重大公共卫生事件和突发事件发生时，通过远程医疗系统可及时了解卫生事件发生地区状况，迅速投放专家力量，同时可对关键资源和核心专家起到必要的保护。

（6）通过建立协同的区域远程医疗网络，为辖区居民提供更好的医疗或保健服务，并有效地预防和管理疾病，实现预防、治疗、康复全程服务。

（7）随着云医疗平台技术的日益成熟、移动医疗终端的普及以及医疗机构参与度的提高，远程生态体系的建立成为现实，面向个人的远程医疗服务将快速发展，远程医疗服务量有可能超过实体医疗机构服务量。

第二节　远程超声医学

远程超声医学是利用现代计算机、网络通信及多媒体技术，将医学超声图像进行数字化重建，实现远距离的图像采集、存储、传输、分析和处理，保证视频、音频、文字等多路信号高精度同步，构建一个基于互联网的超声影像实时协同交互远程模式，达到远距离诊治疾病目的的一系列医疗活动。超声医学由于以下的技术特殊性，与CT/MRI 等其他影像学技术比较，实施远程诊疗的难度要更大。

（1）超声医学是一门实时显像的技术，需要在检查过程通过实时的图像数据进行分析，无法依靠静态超声图像做出判断。因此，远程医疗过程如何保障高质量的超声图像实时传送是一个巨大的挑战。

（2）超声医学是一门集技术与诊断于一体的技术，需要操作者边检查边分析，因此具有非常强的操作者依赖性，操作者的扫查习惯、诊断经验及水平影响到超声诊断的准确性。同时，远程会诊时需要将操作者的操作手法、探头位置等现场图像高质量实时传送到会诊端，进一步增加了网络传输的难度。

（3）长期以来，超声影像数据长期被忽略并舍弃，相关的存储、开发、验证及应用链条整体缺失。同时在远程超声应用的过程中，缺乏适应国情的法规、指南、标准等政策指导，具体实施难以落地。

随着 AI、云计算、5G 等技术的广泛应用，将超声设备上的图像传输至服务器或云端，再远距离通过调阅数据实现数据管理、远程会诊、后台分析、反向操控等功能，上述制约远程超声医学发展的瓶颈问题逐渐得到解决，使超声医学的远程会诊、远程教学、远程质控以及远程操作成为可能，并逐渐发展出远程超声会诊和远程超声操作两个工作模式。

一、远程超声会诊

目前远程超声医学以远程超声会诊模式较为常用，即由申请端（或患者端）医生发起申请并操作，由会诊端（或专家端）医生根据接收到的超声图像和（或）现场图像，进行分析与诊断。一般申请端和会诊端均需专业超声医生执行，当然，实践证明非专业超声医生经过规范培训后亦可以承担申请端的工作。远程超声会诊模式根据是否具备实时性，又可分为在线和离线两种模式。

（1）在线模式，也称同步模式，是指申请端医生和会诊端医生同时在线，实时进行视频和音频的沟通。会诊端医生可以实时看到申请端超声设备的动态图像，可以看到探头的扫查位置，可以和申请端医生进行语音交流，实时指导申请端医生调整探头的扫查位置，调整患者的体位，以及根据图像的质量来调整机器参数或进行远程反向操控。这种模式的特点是：指导性强，互动性强，图像质量高；但对双方的时间要求有约束性，缺乏灵活性，时间成本高。（图 13-1）

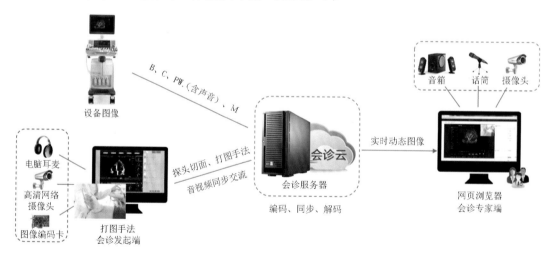

图 13-1　远程超声在线模式示意图

（2）离线模式，也称异步模式，是指非在线同步会诊，会诊端系统自动接受申请端发送过来的静态或动态超声图像，当数据传输完毕，会诊端医生即可灵活安排时间完成会诊意见。此模式的特点是：会诊时间灵活，对双方的时间约束弱，可实施性强；对离线发送过来的患者图像，专家可以进行更加详细的分析和处理，准确率高；可以归纳收藏患者的图像数据，进行后期统计分析，建立病例库。但是限于超声操作者依赖性的特点，可能会影响超声图像采集而导致判读结果的误差。

二、远程超声操作

由于超声医学是操作者依赖性的一门技术，操作者的专业水平制约了超声的诊断水平。前述远程超声会诊模式尽管能实现图像的同步传送和会诊，但仍无法解决申请端操作医生操作水平的制约。随着机器人技术、5G 通信及计算机网络技术等的深入发展，使远程的超声操作成为现实。

以深圳某公司的远程机器人辅助超声诊断系统（简称远程超声机器人）为例，其工作原理是建立在常规超声医学诊断原理的基础上，利用互联网信息传输原理、主从控制原理以及人机交互原理，将超声设备与诊断资源在地域上实现分离，超声专家能够使用自己的手法远程控制机器人进行超声扫描，并根据扫描产生的实时超声图像进行医学诊断。远程超声机器人系统由医生端与患者端组成（图 13-2），医生端与患者端放置在不同地区，通过网络进行配对与连接使用。超声医生在医生端手握仿形操作手模仿扫图操作，控制系统采集操作过程中的位姿与按压力信息，并通过网络传输到患者端，控制机器人运动执行系统（机械臂）完成特定部位超声扫描动作，在扫描过程中，保证探头与人体的接触力在设定范围内。在操作过程中，超声医生能够在医生端实时看到由患者端采集和传输的超声图像信息，并通过控制医生端超声键盘完成对患者端超声设备参数的调节。同时，超声医生与患者可以通过音视频系统进行高质量的音视频交流。

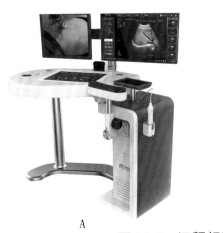
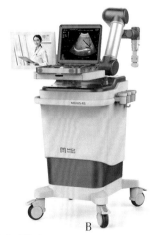

A　　　　　　　　　　　　　　B

图 13-2　远程超声机器人

远程机器人辅助超声诊断系统（远程超声机器人），包含：A—医生端；B—患者端。

远程机器人辅助超声诊断系统目前尚处于起步阶段，在实际应用过程中应注意以下问题。

（1）医生端医生操作远程机器人所做动作的准确性。机器人需要施加合理的力度使探头在患者的皮肤上扫查，根据不同的检查部位，机器人需要调整探头的位置、倾斜的角度，在锁定部位处进行旋转和微小移动，因此机械臂的自由活动空间、机械臂压力值的反馈及保护性反应机制的技术值得进一步研究。

（2）机器人动作的延迟。理想的系统环境是医生端医生触发控制信号，机器人同步完成动作，超声设备实时反馈图像给专家。实际上这种理想的状态是无法完全实现的，限于通信网络因素，机器人机械控制和电路控制环节必然会存在一定的时间延迟。尽管随着5G通信技术的发展应用，机器人动作的延迟会得到逐步解决，但目前5G技术的应用尚不普及，特别是一些偏远地区仍无法架设5G网络。

（3）现场操作场景传输的速度和质量。机器人超声的最大优点是真正地将专家的"眼睛和手臂"延伸，目前专家的"眼睛和手臂"是通过现场操作场景的影像回传实现，但由于现场影像的精度仍不高，尤其是机械臂与患者体表之间的位置空间感不佳，影响了操作的精度。

第三节 COVID-19的远程肺部超声应用方法

远程超声在2019年12月开始暴发的COVID-19疫情显示出其独有的优势。浙江省人民医院和解放军总医院海南分院于2020年2月2日首次采用5G远程超声机器人对桐乡市第一人民医院的疑似COVID-19患者进行远程超声检查，并获得成功（图13-3）；2020年2月18日首次采用5G远程超声机器人对武汉市黄陂方舱医院COVID-19确诊患者进行远程超声检查，并获得成功。2020年3月2日，上海市同济大学附属第十人民医院联合复旦大学附属中山医院首次通过5G远程超声会诊平台协助武汉市第六人民医院重症医学科开展胸腔、腹腔介入操作，并于3月5日联合上海市同济大学附属肺科医院远程指导肺部超声检查、容量评估和静脉置管。基于5G技术的远程超声会诊和远程超声操作系统实现了医生端（或专家端）与患者端（或申请端）的分离，可以在COVID-19疫情中实现远程动态评估患者肺部病情以及指导介入操作，并最大限度地避免超声医生因为深入隔离病房导致的交叉感染，较好地保护超声医生，同时又能有效地整合全国专家资源，实现了专家与一线医生以及患者间的互联互动。

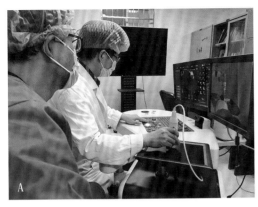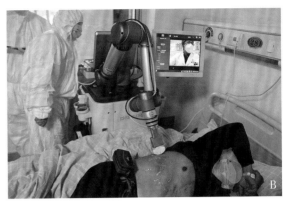

图 13-3　5G 远程超声机器人技术

浙江省人民医院超声医学科利用 5G 远程超声机器人技术为 COVID-19 患者开展远程超声检查。A—医生端；B—患者端。

一、COVID-19 远程肺部超声诊断过程中医护人员防护

远程超声会诊端（或医生端）多位于 COVID-19 隔离医疗区以外场所，会诊医生并不与 COVID-19 患者直接接触，仅需做普通防护即可。远程超声申请端（或患者端）常位于 COVID-19 隔离医疗区内，因此患者端开展各类超声诊疗工作的医护人员应严格按照国家卫生健康委员会《医疗机构内新型冠状病毒感染预防与控制技术指南（第一版）》的要求实施严格防护。

（1）保证防护用品的供应：包括一次性工作帽、护目镜（或防护面屏）、医用防护口罩（N95 口罩）、隔离衣、防护服、一次性乳胶手套、一次性鞋套（或靴套）及全面型呼吸器防护器。

（2）超声诊疗区应划分清洁区、缓冲区、诊疗区、员工通道、缓冲通道。医护人员进入隔离医疗区或隔离病房，应遵守隔离区医护人员防护要求，按三级防护标准，穿、脱防护用品严格按照防护流程进行，有分泌物或污染物喷溅时，加用全面型呼吸器防护器。经员工通道进入清洁区放置随身物品后，进入缓冲区穿工作服及防护用品，然后进入诊室；检查完成后，由诊室经缓冲通道进入缓冲区脱工作衣，进行手部卫生后进入清洁区。

（3）应对在隔离区工作的医护人员开展有针对性的重点培训，进行现场演示与

实际操作训练，使其熟练掌握新型冠状病毒感染的防控知识、方法与技能，提高防控及诊疗能力。

（4）在抵抗 COVID-19 疫情期间，参与救治的超声检查医生承担着高负荷的超声诊疗工作，也承受着不可忽视的心理压力，进行有效的心理关怀与支持尤为重要。可通过积极沟通，适时将感受和体会进行讨论和分享，有助于减轻压力。隔离医疗区内的超声检查医生应定期轮岗，结束隔离区工作后须隔离并观察 14d。

（5）在通信网络支持情况下（如 5G 通信技术），可进行远程超声会诊或采用远程机器人超声辅助系统，以更大限度减少超声检查医生的感染风险。

（6）加强隔离医疗区空气与环境消毒，应符合《医疗机构环境表面清洁与消毒管理规范 WS/T512-2016》《医疗机构消毒技术规范 WS/T367-2012》《医院空气净化管理规范 WS/T368-2012》等中华人民共和国卫生行业标准。诊室物品表面及地面可用含氯消毒液擦拭，每天 2 次；每日通风 2 ~ 3 次，每次不少于 30min，可用空气消毒机或紫外线照射消毒。

二、COVID-19 远程肺部超声检查流程

（一）远程超声会诊流程

（1）隔离医疗区内的超声检查医生发现疑难问题并呼叫联网会诊：隔离医疗区内的超声检查医生通过标准化超声检查发现问题，且由于本人诊疗经验或水平所限无法有效解决，在具备远程会诊的前提条件下，通过超声会诊平台请求会诊。

（2）超声信息获取及传输：将通过规范化或标准化检查留存的超声图像或视频，上传至云端储存，或者通过联网实时进行图像或视频传输。

（3）超声会诊专家远程指导会诊：有两种模式，一种是离线模式，会诊专家通过云端储存的超声图像或视频进行会诊，提出会诊意见；一种是在线模式，会诊专家通过超声会诊平台在线实时指导隔离医疗区内的超声检查医生操作超声设备，获取超声图像，并进行初步诊断或进行超声介入治疗指导（图 13-4）。

（二）远程机器人超声检查流程

（1）请求远程超声机器人检查：隔离医疗区 COVID-19 患者经综合评估有超声检查需求，在具备硬件及通讯传输技术的前提条件下，主管医生通过远程机器人超声辅助系统会诊平台请求检查会诊。

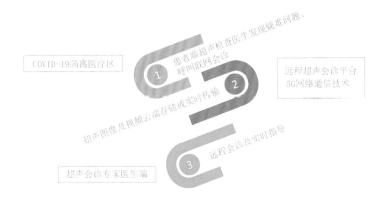

图 13-4　COVID-19 5G 远程会诊流程图

（2）远程机器人超声辅助系统患者端开启并确保联网正常及测试无误。会诊专家开启远程机器人超声医生端，并确保 5G 网络连接及识别患者端仪器设备，登记录入患者信息，启动及停止机械臂操作，并通过语音视频系统询问患者病史、指导患者摆放合适体位；然后启动机械臂，会诊专家通过医生端手持模拟超声探头对患者进行远程超声检查，按事先拟定的标准及规范进行操作并留存超声图像或视频，上传至云端储存；操作完毕后将模拟操作探头放入卡槽内复原。必要时在患者端安排辅助人员进行患者引导及相关辅助（如涂抹耦合剂、更换探头及帮助重型患者改变体位等）。

（3）医生端超声会诊专家通过远程机器人超声辅助系统完成超声检查并出具诊断报告，指导患者端医生进行进一步疾病救治，或者可以通过该系统进行简单的介入超声操作（图 13-5）。

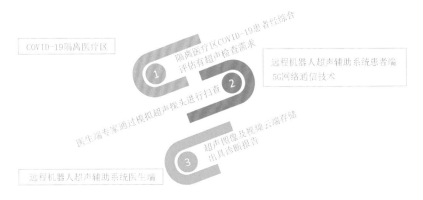

图 13-5　COVID-19 远程机器人专家辅助系统检查流程图

三、COVID-19 肺部超声检查规范

（一）远程超声会诊与操作设备准备

（1）远程超声医学会诊平台：包括会诊端与申请端，通过 4G 或 5G 网络支撑，可实现一对多或多对一实时会诊。

（2）远程机器人超声辅助系统：包括患者端及医生端，通过 5G 网络支撑，建立数据中心，可实现一对多或多对一实时切换会诊。患者端多位于患者右侧，安排辅助人员随时调整机械臂与患者的距离角度，以保证机械臂最大化的发挥功能。

（3）超声探头及频率选择：对成人与儿童依据其体型、胸壁厚度及重点观察病变部位进行选择，通常选择可探查一定深度、频率为 2 ~ 5MHz 的低频凸阵探头，适合检查深部肺部变化，例如胸腔积液、肺实变等。对于胸膜病变或气胸患者，可选择频率为 5 ~ 10MHz 的高频线阵探头，有助于观察肺外周及胸膜病变细节，同时可使肺滑动征更加可视化。

（二）患者体位

（1）仰卧位：常用于危重型患者，主要用于检查前胸部分区。

（2）侧卧位：常用于有自行活动能力的轻型或重型患者，危重型患者可在医护人员协助下改变体位。主要用于检查腋下胸部分区。

（3）俯卧位：常用于有自行活动能力的轻型或重型患者，危重型患者可在医护人员协助下改变体位。主要用于检查背侧胸部分区。

（三）超声扫查方法

对成人与儿童，可垂直肋骨或肋间隙行纵切面扫查，也可平行肋间隙进行扫查，自腋后线开始向前下走行，呈前下斜插口袋姿势。对婴幼儿与新生儿，按照由内向外、从上至下的顺序，将探头垂直于肋骨进行扫查，必要时将探头与肋骨平行沿肋间隙扫查。超声可针对不同疾病好发部位进行快速、重点扫查，也可沿肋间隙层层扫查，以防遗漏病变。同时可以对照患者 CT 所提示病变区域所在体表投影区域对应扫查，标记并存图。

（四）图像标记

1.肺部分区

通常采用 6 区或 12 区分区法。以腋前线、腋后线和脊柱旁线为界，将每侧肺部

分为前胸、腋下和背部三个区域，两侧肺部即被分为 6 个区域；必要时，以两侧乳头连线为界（成人或儿童以乳头下方连线为界），将肺部分为上、下两个部分，这样双侧肺部被分为 12 个区域。

对于危重型成人患者，为争取抢救时间可采用 BLUE 或改良 BLUE 方案。即对上蓝点、下蓝点、膈肌点、PLAPS（posterolateral alveolar and/ or pleural syndrome）点及后蓝点部位进行扫查，双侧肺部共 10 个点。

2. 图像标记

为方便远程会诊，应将各检查点图像进行标记。采用分区法者，采用字母（R 或 L，代表右或左）+ 数字形式（代表分区）进行标记，如 12 分区法，则右前胸上下区、右侧腋下上下区及右侧背部上下区分别标记为（R1，R2）、（R3，R4）、（R5，R6），左侧以此类推。对危重型采用 10 点标记法者，将上蓝点标记为 1，下蓝点标记为 2，膈肌点标记为 3，PLAPS 点标记为 4，后蓝点标记为 5，然后进行左右标识，例如右侧上蓝点图像标记为 R1，以此类推。

（五）肺部超声观察内容

（1）COVID-19 肺部病变：肺滑动征（存在 / 消失 / 减弱）、胸膜线（光滑 / 粗糙，连续性完整 / 连续性中断）、B 线（数目及分布）、实变 [位置、范围及边缘；合并支气管充气征（动态 / 静态）/ 支气管充液征]。必要时采用肺部超声评分法评估双侧肺部整体病变情况。

（2）COVID-19 肺部并发症：气胸（需注意鉴别脓气胸）、胸腔积液（深度、性质）、肺出血（原无胸腔积液的患者呼吸困难突然加重，按原有治疗方式病情难以控制，且超声发现大量胸腔积液）、肺脓肿（肺内多发低回声或无回声区，内可见漂浮物）及肺栓塞（周围型肺梗死灶呈楔形，无血流信号；中心型严重肺栓塞常表现为急性呼吸衰竭等）。

（六）注意事项

（1）远程超声诊断系统对患者端的超声检查医生与远程超声机器人辅助系统对医生端专家医生的手法均存在较大的依赖性，对图像标准化要求高，目前尚无法替代传统超声方法，只能作为特殊场景的基本超声筛查工具。

（2）超声数据传输是远程超声会诊系统应用的前提，应保证信息传输的通畅性；

医疗大数据具有特殊性，医疗数据的丢失、损毁、泄露、不当使用既是伦理问题，也是法律问题，因此必须保证超声信息数据的绝对安全。

（3）尽可能使用分辨率高的超声诊断仪诊断肺部疾病，以便发现轻微病变。

（4）不同致病微生物导致的肺炎具有类似的超声表现，因此肺部超声诊断不能对病原学做出诊断，只可辨别肺内有无病变及病变性质。使用超声诊断肺炎需结合病史、临床表现及其他实验室检查进行综合判断。

（5）对存在急性循环衰竭的患者，可同时进行心脏超声、下腔/上腔静脉超声（用于容量评估）、血管超声等检查，以获取更多信息指导临床诊疗。

（6）肺部超声检查具有一定局限性，其不能检查纵隔及胸腔深部组织等病变情况，不能代替肺部 CT、MRI 等检查手段，在临床中的应用仍需进一步积极探索和总结。

参 考 文 献

[1] 中华医学会超声医学分会，中华医学会呼吸病学分会，中华医学会心血管病学分会心血管病影像学组 . 新型冠状病毒肺炎肺部超声检查及远程诊断实施方案（第一版）[J]. 中华医学超声杂志（电子版），2020，2（17）：1.

[2] 中华医学会超声医学分会超声心动图学组，中华医学会心血管病学分会心血管病影像学组，中国医药教育协会超声医学专业委员会 . 新型冠状病毒肺炎床旁超声心动图检查及远程诊断实施建议（第一版）[J]. 中华医学超声杂志（电子版），2020，2（17）：5.

[3] 中国医药教育协会超声医学专业委员会重型超声学组 . 感染性肺炎超声诊断专家建议 [J]. 中华医学超声杂志（电子版），2020，2（17）：3.

[4] 国家超声医学质量控制中心，中华医学会超声医学分会 . 超声医学科新型冠状病毒感染防控专家共识（第一版）[J]. 中华医学超声杂志（电子版），2020，2（17）：4.

[5] LING L. Lung ultrasound for the diagnosis of pneumonia in adults：A meta-analysis[J]. Medicine（Baltimore），2017，3（96）：5713.

[6] YE X. Accuracy of lung ultrasonography versus chest radiography for the diagnosis of adult community-acquired pneumonia: review of the literature and meta-analysis[J]. PLoS One，2015，6（10）：130066.

[7] STADLER J A M. Lung ultrasound for the diagnosis of community-acquired pneumonia in children[J]. Pediatr Radiol，2017，11（47）：1412-1419.

[8] ORSO D. Lung ultrasound in diagnosing pneumonia in childhood：a systematic review and meta-analysis[J]. 2018，3（21）：183-195.

[9] VOLPICELLI G. International evidence-based recommendations for point-of-care lung ultrasound[J]. Intensive Care Med，2012，4（38）：577-591.

[10] LIU J. Protocol and guidelines for point-of-care lung ultrasound in diagnosing

neonatal pulmonary diseases based on international expert consensus[J]. J Vis Exp，2019（145）：58990.

[11] 高海娟，平子良 . 医学超声远程现状与案例分析 [J]. 现代电子技术，2014，37（20）：137-140.

[12] GARCÍA CUYÀS F. Estado actual de la telemedicina: dónde estamos y qué nos queda por hacer?[J]. Medicina Clínica，2018，150（4）：150-154.

[13] RABIE N Z. Teleultrasound：how accurate are we?[J]. Journal of Ultrasound in Medicine，2017，36（11）：2329-2335.

[14] 鲍玉荣，姜琳琳 . 我国远程医疗发展的回顾与展望 [J]. 中国数字医学，2019，14（5）：99-102.

[15] 刘义灏，吕发勤，黎檀实 . 5G 超声时代来临：远程超声应用的现状及进展 [J]. 中华医学超声杂志（电子版），2019，16（4）：241-243.

[16] SCOTT KRUSE C. Evaluating barriers to adopting telemedicine worldwide：a systematic review[J]. Journal of Telemedicine and Telecare，2016，24（1）：4-12.

[17] 中华医学会儿科学分会围产医学专业委员会，中国医生协会新生儿科医生分会超声专业委员会，中国医药教育协会超声医学专业委员会重症超声学组 . 新生儿肺部疾病超声诊断指南 [J]. 中华实用儿科杂志，2018，14（33）：1057-1064.

[18] CHAVEZ M A. Lung ultrasound for the diagnosis of pneumonia in adults：a systematic review and meta-analysis[J]. Respir Res，2014，1（15）：50.

[19] 顾海 . 基于复杂适应系统理论视角下我国远程医疗特征研究 [J]. 中国卫生政策研究，2019，12（3）：78-82.

[20] 刘义灏 . 远程超声技术的研究进展 [J]. 中华医学超声杂志（电子版），2019，16（4）：244-246.

[21] 潘姣君 . 远程医疗对中小医院的影响及思考 [J]. 福建电脑，2019，35（2）：90-91.

[22] 王其军 . 应用远程医疗加快推进紧密型医联体建设实践 [J]. 医学信息学杂志，2019，40（2）：18-21.

[23] 熊欣 . 国内外超声远程医疗的现状与展望 [J]. 临床超声医学杂志，2004（1）：

60–61.

[24] 薛念余 . 超声远程医疗质量管理体系的价值 [J]. 中华医学超声杂志（电子版），2019，16（5）：342–344.

[25] YU R Z，LI Y Q，PENG C Z，et al. Role of 5G–powered remote robotic ultrasound during the COVID–19 outbreak：insights from two cases[J]. Eur Rev Med PharmacolSci，2020，24：7796–7800.

[26] YE R，ZHOU X，SHAO F，et al. Feasibility of a 5G–based robot–assisted remote ultrasound system for cardiopulmonary assessment of COVID–19 patients[J]. Chest，2020.

（叶瑞忠　彭成忠）

第十四章 COVID-19 的肺部超声临床典型案例

第一节 典型案例（一）

患者女，62 岁，因"间断发热、咳嗽 2d"于 1 月 24 日前来就诊。

既往史：高血压、糖尿病、高脂血症、哮喘、病毒性肝炎病史。

体格检查：体温 36.6℃，HR 76 次/min，RR 20 次/min，BP 125/80mmHg，神清，步入诊室，皮肤巩膜无黄染，浅表淋巴结未及肿大，双肺呼吸音粗，双肺可闻及湿啰音，未及哮鸣音，HR 76 次/min，律齐，未及病理性杂音，腹平，肝脾肋下未及，无压痛及反跳痛，双下肢无水肿，四肢肌力、肌张力正常，病理征未引出。据流行病学调查，有病毒性肺炎患者密切接触史。门诊肺部 CT 提示肺部感染，有病毒性肺炎可能。遂以"病毒性肺炎？"收治。

入院后完善理化检查，结果如下。

全血细胞计数 + 五分类：白细胞计数 7.34×10^9/L、红细胞计数 4.81×10^{12}/L、血红蛋白测定 133g/L、血小板计数 170×10^9/L、中性粒细胞比值 0.62、淋巴细胞比值 0.28、中性粒细胞计数 4.54×10^9/L、淋巴细胞计数 2.04×10^9/L。血象正常，肝肾功能、凝血功能正常。新型冠状病毒核酸检测阳性。结合病史、症状及理化检查明确诊断为新冠肺炎。

入院后给予利巴韦林针剂加奥司他韦片加连花清瘟胶囊抗病毒治疗，给予左氧氟沙星预防细菌感染，以及其他对症处理。患者症状改善不明显。

1月27日，患者突发呼吸困难，口唇发绀，遂紧急转入 ICU 治疗。

患者转入 ICU 后，明确拒绝气管插管，要求保守治疗，立即予无创机械通气 [自主呼吸与时间控制自动切换模式（S/T 模式）]，吸气相压力（IPAP）13cmH$_2$O（1cmH$_2$O=0.098kPa），呼气相压力（EPAP）8cmH$_2$O，吸入气氧浓度（FiO$_2$）100%，心电监护提示 HR 86 次/min，BP 138/69mmHg，RR 34 次/min，经皮动脉血氧饱和度（SpO$_2$）88% ~ 92%；30min 后复查动脉血气：pH 值 7.48，二氧化碳分压（PCO$_2$）34.24mmHg，氧分压（PO$_2$）54mmHg，Na$^+$ 144mmol/L，K$^+$ 3.60mmol/L，Ca^{2+} 1.20mmol/L，Cl$^-$ 102mmol/L，氧合指数乳酸（Lac）1.3mmol/L，标准碱剩余（SBE）2.1mmol/L，HCO$_3^-$ 25.4mmol/L，FiO$_2$ 100%，PaO$_2$/FiO$_2$ 值 54。考虑患者为"新冠肺炎、ARDS"。加强抗病毒治疗，使用小剂量短疗程激素抑制肺部炎性浸润，加强营养支持治疗，必要时给予镇痛镇静减少氧耗，降低呼吸做功。

评估患者病情危重，无法外出行肺部 CT 检查，因此定期行床旁心肺超声检查，以评估患者容量状态及肺部病变程度（图 14-1）。

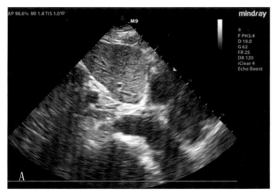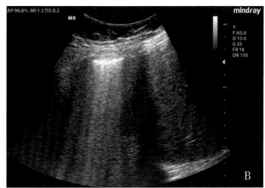

图 14-1　床旁超声

心肌收缩尚可，射血分数（EF）54.3%，右心房不大，瓣膜未见赘生物，下腔静脉 2.12cm，呼吸变异度＜ 50%，双肺可见胸膜滑动征，双肺可见弥漫 B 线，未见积液。

2月8日，患者病情稳定，意识清楚，持续给予无创正压通气，设置参数仍高，但较入科时有所降低（S/T 模式，IPAP 13cmH$_2$O，EPAP 8cmH$_2$O，FiO$_2$ 80%），诉喘气明显，活动后加剧，偶有干咳，无发热。心电监护：HR 86 次/min，BP 131/76mmHg，RR 34 次/min，SpO$_2$ 87% 左右。2月9日晨血气：pH 值 7.48，PCO$_2$ 40.7mHg，PO$_2$ 50mmHg，Na$^+$ 139mmol/L，K$^+$ 4.18mmol/L，Ca^{2+} 1.15mmol/L，Cl$^-$ 97mmol/L，Lac 2.3mmol/L，SBE 6.4mmol/L，HCO$_3^-$ 30.1mmol/L，FiO$_2$ 80%，血气提示代谢性碱中毒，

PaO_2/FiO_2 值 62.5。复查床旁超声（图 14-2）。

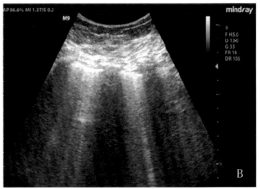

图 14-2　2月 8 日床旁超声

各房室腔大小正常，室间隔及射血分数（EF）60%，左心室短轴缩短率（FS）30%，瓣膜形态及启闭活动正常。双肺局部可见胸膜不光滑，胸膜滑动征减弱，见弥漫 B3 及 B7 线，未见积液。

新型冠状病毒核酸检测：阴性。肝功能 9 项：白蛋白 31.4g/L、丙氨酸氨基转移酶 47.4U/L、天门冬氨酸氨基转移酶 35.6U/L。肾功能 6 项：肌酐 39.0μmol/L，全血细胞计数五分类 +CRP 检测：白细胞计数 10.38×10^9/L、血红蛋白测定 121g/L、血小板计数 121×10^9/L、中性粒细胞比值 0.89、淋巴细胞比值 0.75、中性粒细胞计数 9.25×10^9/L、淋巴细胞计数 0.78×10^9/L。白细胞升高、淋巴细胞下降、肝功能异常，肾功能、降钙素原（PCT）未见明显异常。因患者仍拒绝气管插管及有创机械通气，结合患者临床症状体征及上述理化检查结果，考虑患者病情暂稳定，继续维持前述治疗。

2月 28 日，患者病情稳定，意识清楚，持续无创正压通气（S/T 模式，IPAP 13cmH$_2$O，EPAP 6cmH$_2$O，FiO$_2$ 50%），间断咳嗽，干咳无痰，偶有喘气，活动后及进食时症状明显。心电监护：HR 108 次 /min，BP 112/75mmHg，RR 30 次 /min，SpO$_2$ 波动在 94% ~ 96%。动脉血气分析：pH 值 7.46，PCO$_2$ 41.4mHg，PO$_2$ 100mmHg，Na$^+$ 138mmol/L，K$^+$ 3.99mmol/L，Ca^{2+} 1.20mmol/L，Cl$^-$ 101mmol/L，Lac 0.4mmol/L，SBE 5.3mmol/L，HCO$_3^-$ 29.2mmol/L，PaO$_2$/FiO$_2$ 值 200mmHg。结合患者症状体征及理化检查结果，考虑患者病情稳定，逐渐好转。复查肺部超声（图 14-3）。

3月 4 日，患者仍有咳嗽，干咳为主，无咳痰，无发热，活动后气喘较前稍缓解，持续无创正压通气，设置参数继续下调（S/T 模式，IPAP 13cmH$_2$O，EPAP 5cmH$_2$O，FiO$_2$ 40%）。心电监护：HR 122 次 /min，BP 123/70mmHg，RR 25 次 /min，SpO$_2$

96%。动脉血气分析：pH 值 7.40，PCO_2 43.7mHg，PO_2 82mmHg，Na^+ 142mmol/L，K^+ 4.73mmol/L，Ca^{2+} 1.19mmol/L，Cl^- 101mmol/L，Lac 0.1mmol/L，SBE 1.9mmol/L，HCO_3^- 26.3mmol/L，PaO_2/FiO_2 值 205。其他实验室检查结果正常。复查肺部超声（图 14-4）。

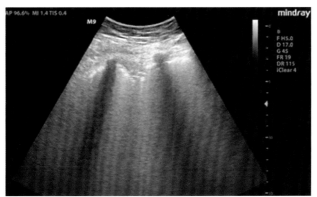

图 14-3 2 月 28 日床旁超声

双肺局部可见胸膜增厚，不光滑，胸膜滑动征减弱，双肺可见弥漫融合的 B 线。

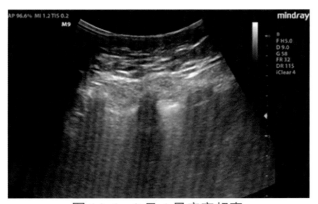

图 14-4 3 月 4 日床旁超声

双肺局部可见胸膜增厚，不光滑，胸膜滑动征减弱，双侧膈肌点、后蓝点及右侧 PLAPS 点可见弥漫融合的 B 线。

3 月 7 日，患者无发热，咳嗽好转，活动后仍气喘，但较前明显缓解。持续无创正压通气，设置参数继续下调（S/T 模式，IPAP 13cmH_2O，EPAP 5cmH_2O，FiO_2 35%），动脉血气分析：pH 值 7.42，PCO_2 44.2mHg，PO_2 63mmHg，Na^+ 143mmol/L，K^+ 4.31mmol/L，Ca^{2+} 1.25mmol/L，Cl^- 100mmol/L，Lac 1.5mmol/L，SBE 4.6mmol/L，HCO_3^- 28.8 mmol/L，FiO_2 40%，PaO_2/FiO_2 值 180。复查肺部超声（图 14-5），结合患

者症状体征及理化结果，使用无创正压通气与经鼻高流量氧疗交替治疗，强化营养支持治疗及肺功能锻炼。

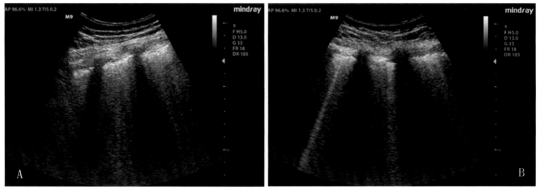

图 14-5 3 月 7 日床旁超声

双肺局部可见胸膜滑动征减弱，双侧膈肌点及后蓝点可见融合的 B 线。

3 月 11 日，患者的临床症状持续好转，气喘明显缓解，可行轻微运动，持续经鼻高流量氧疗（FiO_2 35%，流量 50L/min），氧合维持满意。动脉血气分析：pH 值 7.45，PCO_2 39.3mHg，PO_2 78mmHg，Na^+ 134mmol/L，K^+ 4.1mmol/L，Ca^{2+} 1.07mmol/L，Cl^- 102mmol/L，Lac 1.5mmol/L，SBE 3.2mmol/L，HCO_3^- 27 mmol/L，FiO_2 35%，PaO_2/FiO_2 值 222。评估目前病情可以外出检查，予复查胸部 CT（图 14-6）。

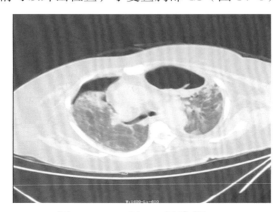

图 14-6 3 月 11 日胸部 CT

CT 结果显示：①双肺可见多发弥漫分布斑片状、淡薄片絮状模糊影，病灶大部为磨玻璃密度，部分病灶内可见支气管气象，符合病毒性肺炎（重型）影像学表现，结合临床分析。②右侧胸腔前部见弧形无肺纹理区，肺组织压缩约 10%，考虑少量气胸。③左肺上叶前段见大小约 81mm×48mm 囊状无肺纹理区，内可见分隔，后壁处可见气液平，考虑肺大泡并感染。

虽然 CT 提示气胸，但患者无胸痛、胸闷等相关症状，氧合维持良好，临床症状逐步好转中，故密切观察，暂不进行处理。

3 月 14 日，患者病情稳定好转，鼻导管给氧（3L/min），SpO_2 97%，各项理化检查无异常，连续 7 次新冠病毒核酸检测均为阴性，按照新冠肺炎指挥部统一要求转院治疗。

（陈绪池　徐亮　崔新伍）

第二节　典型案例（二）

患者男，75 岁，因"发热、咳嗽 5d"于 2020 年 1 月 26 日前来就诊。

既往史：否认高血压、糖尿病、心脏病病史，否认重大外伤手术史。

体格检查：体温 38.9℃，HR 90 次 /min，RR 23 次 /min，BP 130/80mmHg。神清，自行步入诊室，皮肤巩膜无黄染，浅表淋巴结未及肿大，颈软，无抵抗，咽部充血，双侧扁桃体无肿大，双肺呼吸音粗，双肺可闻及少许干啰音，未及哮鸣音，HR 90 次 /min，律齐，未及病理性杂音，腹平，肝脾肋下未及，无压痛及反跳痛，双下肢无水肿，四肢肌力、肌张力正常，病理征未引出。辅助检查：2020 年 1 月 26 日门诊肺部 CT 显示双肺感染，有病毒性肺炎可能。流行病学调查，有新冠肺炎患者密切接触史。遂以"肺部感染，病毒性肺炎"收治入院。

入院后完善相关理化检查如下。

全血细胞计数五分类 +CRP 检测结果：全血 CRP 测定 58.30mg/L、白细胞计数 6.09×10^9/L、红细胞计数 3.70×10^{12}/L、血红蛋白测定 124g/L、血小板计数 204×10^9/L、中性粒细胞比值 0.79、淋巴细胞比值 0.14、中性粒细胞计数 4.82×10^9/L、淋巴细胞计数 0.86×10^9/L，血常规提示白细胞计数正常，淋巴细胞计数降低；呼吸道病原体九联检（抗体）、肝肾功能、电解质、血糖、血脂、凝血功能、心肌酶学、PCT 均无明显异常。新型冠状病毒核酸检测阳性。

结合病史、症状及理化检查考虑新冠肺炎诊断成立。入院后予磷酸奥司他韦胶囊、连花清瘟颗粒抗病毒治疗，予莫西沙星预防感染，加强营养支持及其他对症治疗。

入院治疗期间，患者症状无明显缓解，仍发热并胸闷气喘。2 月 3 日患者胸闷、气促明显加重，呼吸窘迫明显，遂紧急转入 ICU 治疗。

入 ICU 时患者呼吸急促，焦虑烦躁。查体：神清，精神欠佳，BP 135/75mmHg，呼吸急促，RR 30 次 /min，SpO₂ 90%，双肺呼吸音粗，未闻及明显干湿啰音，HR88 次 /min，律齐，腹部平软，无明显压痛及反跳痛。双下肢不肿，生理反射存在，病理反射未引出。急查动脉血气：pH 值 7.59，PCO₂ 25.7mmHg，PO₂ 95mmHg，Na⁺ 134mmol/L，K⁺ 3.31mmol/L，Ca²⁺ 1.11mmol/L，Cl⁻ 92mmol/L，Lac 2.1mol/L，SBE 2.5mmol/L，HCO₃⁻ 24.5mmol/L，FiO₂ 60%，抗原（Ag）17.5mmoL/L，PaO₂/FiO₂ 值小于 100，提示呼吸性碱中毒并低钾、低氯低钙。考虑患者为新冠肺炎重型，ARDS。

由于患者不耐受无创机械通气（NIV），故尝试给予经鼻高流量氧疗（流量 60L/min，FiO₂ 60%），继续抗病毒治疗，使用小剂量短疗程激素抑制肺部病变渗出、强化营养支持等对症治疗。密切监测患者生命体征和氧合，必要时进行气管插管接有创机械通气。考虑患者病情危重，经评估患者无法耐受外出肺部 CT 检查，定期行床旁心肺超声，评估患者容量状态及肺部病变程度（图 14-7）。

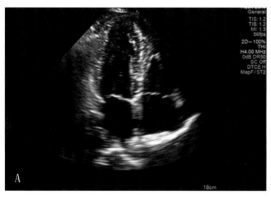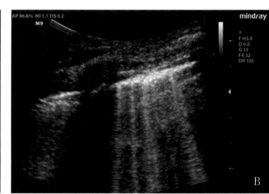

图 14-7　2 月 5 日床旁超声

心肌收缩尚可，EF 59.7%，各房室腔大小正常，瓣膜未见赘生物，下腔静脉 1.85cm，呼吸变异度＜ 50%，双肺可见胸膜滑动征，双肺腋中线可见局限性 B 线，未见积液。

2 月 5 日，患者胸闷、气促逐渐好转，经鼻高流量氧疗参数逐渐下调（FiO₂ 45%，流量 40L/min），心电监护：HR 86 次 /min，BP 128/67mmHg，RR 25 次 /min，SpO₂ 94% ～ 96% 波动。经评估，患者可外出行肺部 CT 检查，结果如下（图 14-8）。

2 月 15 日，患者经鼻高流量氧疗参数继续下调(FiO₂ 40%，流量 30L/min)，间断喘气，但稍活动后症状加重明显。心电监护：SpO₂ 95%，HR 84 次 /min，RR 20 次 /min，BP 127/75mmHg，再次行床旁肺部超声及胸部 CT 评估病情（图 14-9、图 14-10）。

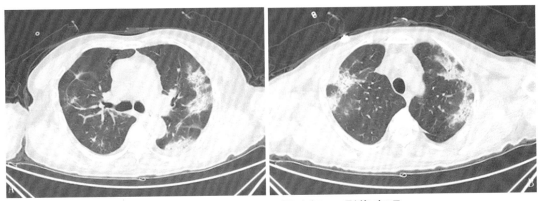

图 14-8　2 月 5 日肺部 CT 影像表现

　　CT 影像表现：①两肺见多发斑片状、条片状高密度影，边缘模糊，考虑感染性病变；②两侧胸膜增厚粘连；③左侧少量胸腔积液。

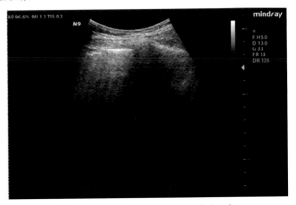

图 14-9　2 月 15 日床旁超声

　　心肌收缩尚可，EF 56.8%，右心房不大，瓣膜未见赘生物，下腔静脉 1.77cm，呼吸变异度＜ 50%，双肺可见胸膜滑动征，双肺可见局灶性 B 线，未见积液。

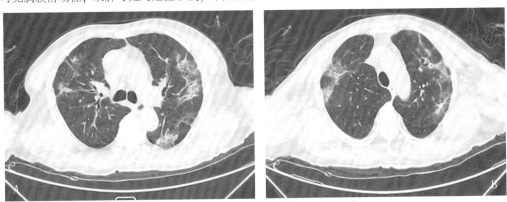

图 14-10　2 月 15 日肺部 CT 影像表现

　　CT 影像表现：①两肺感染性病变治疗后复查，病变较前（2020 年 2 月 5 日）吸收减少，部分病灶纤维化改变；②两侧胸膜增厚粘连。

依据患者临床症状体征、理化检查结果，结合床旁超声及 CT 报告考虑患者病情逐步好转，活动后气喘症状加重考虑为肺功能受损所致，继续前述治疗，加强肺功能锻炼，定期复查核酸检测。

2 月 27 日，患者偶有气喘，活动后加重症状较前缓解，无发热，偶有干咳，经鼻高流量氧疗参数继续下调（FiO$_2$ 21%，流量 30L/min）。查体：SpO$_2$ 95%，HR 83 次 /min，RR 18 次 /min，BP 130/61mmHg，无明显异常体征。患者已连续 2 次核酸检测阴性，再次复查床旁超声及胸部 CT（图 14-11、图 14-12）。

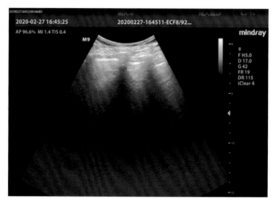

图 14-11　2 月 27 日床旁超声

心肌收缩尚可，EF 60.4%，右心房不大，瓣膜未见赘生物，下腔静脉 1.69cm，呼吸变异度 < 50%，双肺可见胸膜滑动征，双肺膈肌点见少许 B 线，未见积液。

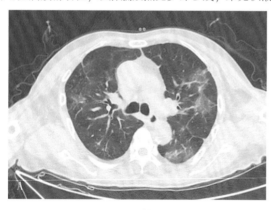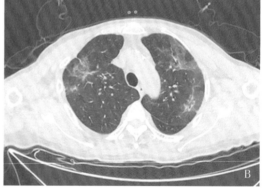

图 14-12　2 月 27 日肺部 CT 影像表现

CT 影像表现：①两肺感染性病变治疗后复查，对比 2020 年 2 月 15 日病变吸收，密度减低、模糊，部分病灶纤维化改变，符合病毒性肺炎表现，结合临床分析；②两侧胸膜增厚粘连。

3 月 1 日，患者已无气喘，活动后加重不明显。未诉其他不适。给氧方式已改为低流量鼻导管吸氧（流量 2L/min），SpO$_2$ 98% 左右，复查全血细胞计数五分类 +CRP

检测：全血 CRP 测定 2.30mg/L、白细胞计数 8.56×10^9/L、红细胞计数 3.48×10^{12}/L、血红蛋白测定 118.00g/L、血小板计数 304.00×10^9/L、中性粒细胞比值 0.76、淋巴细胞比值 0.14、中性粒细胞计数 6.56×10^9/L、淋巴细胞计数 1.23×10^9/L，与入科时血常规比较，淋巴细胞数恢复正常。复查肝肾功能、电解质、凝血功能、感染性指标均无明显异常。已连续 3 次核酸检测阴性，患者因社会因素要求继续治疗数日。

2020 年 3 月 5 日，患者症状基本消失，生命体征平稳，各项理化检查结果正常，连续 5 次核酸检测阴性，遂办理出院（图 14-13）。

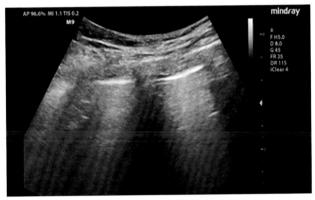

图 14-13　3 月 5 日床旁超声

心肌收缩尚可，EF 60.4%，右心房不大，瓣膜未见赘生物，下腔静脉 1.69cm，呼吸变异度 < 50%，双肺可见胸膜滑动征，双肺偶见少许 B 线，未见积液。

（代剑　徐亮　崔新伍）

第三节　典型案例（三）

患者男，64 岁，因"喘气 10d，发热 1d"于 2 月 14 日前来就诊。

既往史：有 COPD 病史；否认高血压、糖尿病、心脏病病史，否认肝炎、结核病史；否认食物及药物过敏史。

辅助检查：2 月 4 日肺部 CT 提示肺气肿、肺大泡，双肺感染性病变。2 月 15 日全血细胞计数五分类 +CRP 检测：全血 CRP 测定 68.25mg/L、红细胞计数 4.15×10^{12}/L、血红蛋白测定 125.00g/L、淋巴细胞比值 0.04、淋巴细胞计数 0.18×10^9/L；门诊新型冠状病毒核酸检测阳性。遂以"新冠肺炎"收治入院。

体格检查：体温 38.7℃，HR 102 次 /min，RR 28 次 /min，BP 118/65mmHg，SpO$_2$ 81%。患者神清，精神稍差，自行步入病房，慢性病容，皮肤巩膜无黄染，浅表淋巴结未及肿大，颈软，无抵抗，咽部充血，双侧扁桃体无肿大，口唇发绀，双肺呼吸音粗，双肺可闻及少许湿啰音，未及哮鸣音，HR 102 次 /min，律齐，未及病理性杂音，腹平，肝脾肋下未及，无压痛及反跳痛，双下肢无水肿，四肢肌力、肌张力正常，病理征未引出。

入院后完善相关检查，予鼻导管吸氧维持氧合，予莫西沙星抗感染、奥司他韦胶囊和连花清瘟颗粒抗病毒治疗，予小剂量短疗程激素解痉平喘，并予化痰、营养支持等对症治疗，患者体温恢复正常，但患者气喘逐渐加重。2 月 26 日，患者呼吸窘迫明显，述胸闷胸痛，无发热，无咳嗽咳痰，心电监护 HR 112 次 /min，BP 121/67mmHg，RR 38 次 /min，SpO$_2$ 80%。查体：神清，精神可，唇甲发绀，巩膜无黄染，桶状胸廓，心律齐，腹平软，无压痛及反跳痛，肝脾肋下未触及，双下肢不肿，紧急转入 ICU。

患者转入 ICU 后立即予无创机械通气（S/T 模式，IPAP 15cmH$_2$O，EPAP 6cmH$_2$O，FiO$_2$ 50%），30min 后复查动脉血气：pH 值 7.48，PCO$_2$ 37.3mmHg，PO$_2$ 66mmHg，Na$^+$ 135mmol/L，K$^+$ 3.86mmol/L，Ca^{2+} 0.84mmol/L，Cl$^-$ 96mmol/L，Lac 1.1mmol/ L，SBE 4.3mmol/L，HCO$_3^-$ 27.7mmol/L，Ag 11.1mmoL/L，FiO$_2$ 50%，呼吸性碱中毒，PaO$_2$/FiO$_2$ 值 132。结合患者临床表现和理化检查，予美罗培南强化抗感染治疗，强化解痉平喘、营养支持等对症治疗，考虑患者无创机械通气设置参数高，经评估，暂无法外出行肺部 CT 检查，故定期行床旁心肺超声检查，评估患者容量状态及肺部病变程度（图 14-14、图 14-15）。

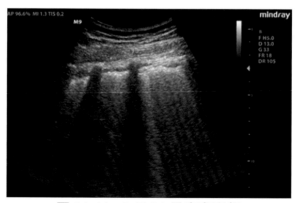

图 14-14　2 月 26 日床旁彩超

双侧胸膜增厚，局部可见胸膜连续性中断，双肺可见弥漫融合 B 线。

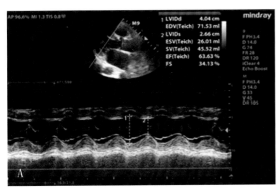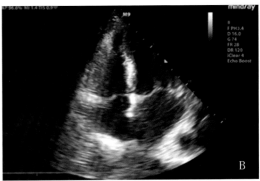

图 14-15 2月26日心脏彩超

左房增大，EF 64%，FS 34%，瓣膜形态及启闭活动正常。

2月27日，复查血气：pH 值 7.51，PCO_2 35.3mmHg，PO_2 39mmHg，Na^+ 133mmol/L，K^+ 4.3mmol/L，Ca^{2+} 1.08mmol/L，Cl^- 94mmol/L，Lac 0.8mmol/L，SBE 5mmol/L，HCO_3^- 28.2mmol/L，Ag 11mmoL/L，FiO_2 21%，PaO_2/FiO_2 值 185，提示 NIV 治疗有效，病情好转，可暂不考虑气管插管接有创机械通气。

3月2日，持续给予患者无创正压通气，突发呼吸窘迫，RR 40 次 /min 左右，心电监护 HR 104 次 /min，BP 125/84mmHg，SpO_2 98%。查血气分析 pH 值 7.40，PCO_2 37.2mmHg，PO_2 64mmHg，Na^+ 138mmol/L，K^+ 5.84mmol/L，Ca^{2+} 1.06mmol/L，Cl^- 100mmol/L，Lac 0.6mmol/L，SBE 1.6mmol/L，HCO_3^- 22.5mmol/L，Ag 15.6mmol/L，FiO_2 80%。氧合指数（PaO_2/FiO_2）80。考虑患者在 NIV 下氧合难以维持，遂立即经口气管插管行有创机械通气，起始呼吸机有关参数 [压力辅助 – 控制通气（P-A/C）模式，压力变化（ΔP）18cmH_2O，呼气末正压（PEEP）13cmH_2O，RR 20 次 /min，FiO_2 100%）]。经肺复张评估后并予肺复张治疗，患者 SpO_2 可维持在 96%，生命体征平稳。机械通气过程中，实行"小潮气量，保护性肺通气"策略，严密监测呼吸力学变化，维持气道平台压力 ≤ 30cmH_2O，驱动压 ≤ 15 cmH_2O，氧合改善不佳时可考虑俯卧位通气。

3月3日，复查血气：pH 值 7.35，PCO_2 58.40mmHg，PO_2 72mmHg，Na^+ 132mmol/L，K^+ 4.76mmol/L，Ca^{2+} 1.08mmol/L，Cl^- 91mmol/L，Lac 1.0mmol/L，SBE 6.20mmol/L，HCO_3^- 31.60mmol/L，FiO_2 65%，PaO_2/FiO_2 值 110。提示当前机械通气治疗能有效改善患者氧合。但常规床旁超声检查时，左侧上蓝点可见肺点，未见胸膜滑动征，考虑有

气胸形成。评估患者生命体征后，外出行胸部 CT 检查，进一步明确诊断后，给予左侧胸腔闭式引流，操作顺利，水封瓶内可见气体逸出，水柱波动明显（图 14-16）。定时复查肺部超声，评估肺复张程度（图 14-17）。

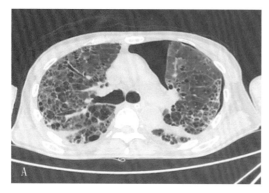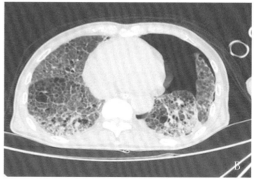

图 14-16　3 月 3 日胸部 CT 检查提示左侧气胸

左肺压缩 30% ～ 40%，建议复查；考虑左下肺肺大泡；考虑慢性支气管炎并两肺感染，肺气肿，两侧部分支气管扩张；结合临床分析；左侧少量胸腔积液；两侧胸膜增厚粘连。

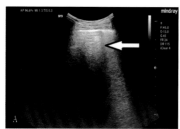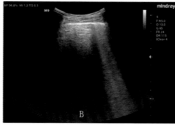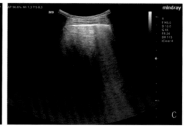

图 14-17　3 月 3 日肺部彩超

A—左侧上蓝点可见肺点，未见胸膜滑动征，提示有气胸；B—吸气末；C—呼气末。
箭头所示为可见肺点。

3 月 4 日，患者生命体征平稳，经评估再次外出复查肺部 CT，并完善相关理化检查（图 14-18）。全血细胞计数五分类 +CRP 检测：CRP 76.59mg/L、白细胞计数 14.18×10^9/L、红细胞计数 3.63×10^{12}/L、血红蛋白 111.00g/L、血小板计数 140.00×10^9/L，脑钠肽 439.89 pg/mL，降钙素原（PCT）1.865ng/mL，肝肾功能、电解质无明显异常。

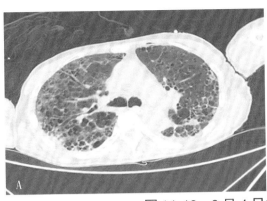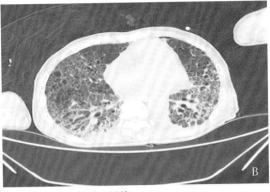

图 14-18　3 月 4 日复查肺部 CT 诊断影像

　　左侧气胸引流术后复查，左肺基本复张；左下肺空腔病变，见气液平，结合临床分析；考虑慢性支气管炎并两肺感染，肺气肿，两侧部分支气管扩张，结合临床分析；左侧少量胸腔积液；两侧胸膜增厚粘连。

　　3 月 6 日，患者开始出现发热，体温 38.5℃，全血细胞计数五分类 +CRP 检测：CRP 63.09mg/L、白细胞计数 5.97×10⁹/L、红细胞计数 3.59×10¹²/L、血红蛋白测定 111g/L、血小板计数 137×10⁹/L、中性粒细胞比值 0.92、淋巴细胞计数 0.11×10⁹/L，降钙素原（PCT）检测 0.899ng/mL。心肌标志物 2 项：血清肌红蛋白测定 67.58ng/mL、血清肌钙蛋白 I 测定 222.300 pg/mL，脑钠肽 529.91pg/mL。肝肾功能、电解质、凝血功能无明显异常。动脉血气分析：pH 值 7.41，PCO_2 62.5mmHg，PO_2 66mmHg，Na^+ 138mmol/L，K^+ 3.6mmol/L，Ca^{2+} 1.07mmol/L，Cl^- 90mmol/L，Lac1.7mmol/L，SBE 13.2mmol/L，HCO_3^- 38.5mmol/L，FiO_2 60%，血气结果提示呼吸性酸中毒，PaO_2/FiO_2 值 110，复查肺部超声（图 14-19），继续前述治疗。

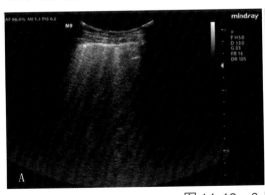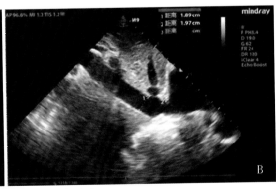

图 14-19　3 月 6 日床旁彩超

　　A—原左上蓝点所见肺点消失，双肺可见胸膜滑动征及弥漫 B 线，提示肺复张成功；B—测得下腔静脉宽度 1.97cm。

3月10日，持续给予患者气管插管接呼吸机辅助呼吸，容积辅助 – 控制通气（V–A/C）模式，潮气量（Vt）360mL，RR 34 次 /min，PEEP 12cmH$_2$O，FiO$_2$ 100%，复查动脉血气分析 pH 值 7.33，PCO$_2$ 82.4mmHg，PO$_2$ 79mmHg，Na$^+$ 138mmol/L，K$^+$ 3.44mmol/L，Ca^{2+} 1.08mmol/L，Cl$^-$ 88mmol/L，Lac 1.3mmol/L，SBE15.7mmol/L，HCO$_3^-$ 42.2mmol/L，FiO$_2$ 100%，PaO$_2$/FiO$_2$ 值 79。立即行俯卧位通气后行床旁超声检查评估肺部病变程度（图 14–20）。

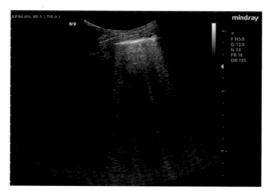

图 14-20　3 月 10 日肺部彩超

双肺可见胸膜滑动征，双肺可见弥漫 B 线。

3月11日，复查动脉血气分析（俯卧位通气）pH 值 7.51，PCO$_2$ 54.2mmHg，PO$_2$ 67mmHg，Na$^+$ 138mmol/L，K$^+$ 3.98mmol/L，Ca^{2+} 1.04mmol/L，Cl$^-$ 87mmol/L，Lac 1.6mmol/L，SBE 18mmol/L，HCO$_3^-$ 42.8mmol/L，FiO$_2$ 40%。提示代谢性碱中毒合并呼吸性酸中毒，PCO$_2$ 较前下降，PaO$_2$/FiO$_2$ 值 160。复查肺部超声（图 14–21）。

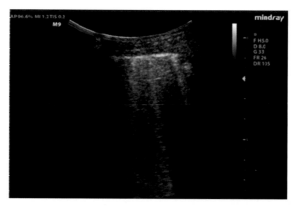

图 14-21　3 月 11 日肺部彩超

双肺可见胸膜滑动征，双肺可见弥漫 B 线。

3 月 14 日，持续给予患者气管插管有创呼吸支持（P–A/C 模式，ΔP 12cmH$_2$O，PEEP 6cmH$_2$O，RR 25 次 /min，FiO$_2$ 40%，呼吸机监测 Vt 410mL 左右，每分钟通气量约 10.4L/min），心电监护：RR 88 次 /min，BP 156/91mmHg，血氧饱和度 95%。按照新冠肺炎指挥部要求转外院继续治疗，准备序贯脱机。

（梅冬　徐亮　崔新伍）

第四节　典型案例（四）

患者男，68 岁，因"咳嗽呼气促 2w"于 2020 年 2 月 9 日入院。

既往史：否认高血压、糖尿病、冠心病、风湿免疫性疾病病史，否认药物过敏史。

体格检查：体温 36.9℃，HR 86 次 /min，RR 22 次 /min，BP 99/68mmHg。神清，无颈静脉怒张，双肺听诊呼吸音粗，未闻及明显干湿性啰音，心律齐，未闻及杂音，腹平软，肝脾肋下未触及，双下肢不肿，生理反射存在，病理反射未引出。

辅助检查：1 月 25 日门诊肺部 CT 示两肺散在斑片状、片絮状磨玻璃样高密度模糊影，考虑两肺感染性病变，有病毒性肺炎可能，建议治疗后复查。

入院后立即完善相关检查，结果如下。

2 月 9 日，行肺部 CT 检查（图 14–22）。2 月 10 日，全血细胞计数五分类 +CRP 检测：CRP 32.40mg/L、白细胞计数 17.93×10^9/L、红细胞计数 3.96×10^{12}/L、血红蛋白测定 116.00g/L、血小板计数 270.00×10^9/L、中性粒细胞比值 0.89、淋巴细胞比值 0.64、中性粒细胞计数 16.11×10^9/L、淋巴细胞计数 1.14×10^9/L，白细胞计数高，淋巴细胞计数正常。降钙素原检测（PCT）0.257ng/mL，脑钠肽：227.12pg/mL。总蛋白 63.3g/L、白蛋白 28.2g/L。肝肾功能、电解质、血糖、血脂、凝血功能、呼吸道病毒七联检（抗原）、呼吸道病原体九联检（抗体）均无明显异常。新型冠状病毒核酸检测阳性。

结合患者理化检查，明确诊断为新冠肺炎。患者入院后予鼻导管给氧、磷酸奥司他韦胶囊抗病毒、莫西沙星抗感染、血必净减轻炎症反应、人免疫球蛋白增强免疫力、短疗程小剂量激素甲强龙减少肺部渗出及营养支持等对症治疗。

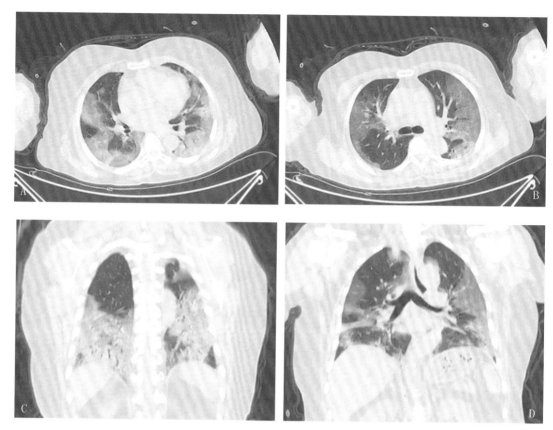

图 14-22　2020 年 2 月 9 日肺部 CT 影像表现

两肺感染性病变复查，今片见两肺多发斑片状、片絮状高密度影，病灶范围较前稍许大。两侧胸膜增厚粘连；主动脉壁钙化灶。

治疗期间，患者静卧时胸闷气喘症状稍缓解，稍活动加重明显，偶有干咳，少痰，生命体征基本平稳。2 月 20 日，患者无诱因突感胸闷、喘气加重，间断咳嗽，心电监测提示 BP 137/87mmHg，HR 88 次 /min，RR 30 次 /min，面罩吸氧下 SpO_2 70% ~ 85%。因无创正压通气患者不能耐受，给予经鼻高流量氧疗（HFNC），流量 50L/min，FiO_2 90% 可维持 SpO_2 在 90% 左右。2 月 28 日，患者呼吸困难明显，RR 40 次 /min 左右，SpO_2 70%，出现明显意识障碍，紧急转 ICU 行经口气管插管有创机械通气（V–A/C 模式，Vt 260mL，RR 25 次 /mim，FiO_2 100%）。

紧急气管插管机械通气 30min 后急查动脉血气分析：pH 值 7.24，PCO_2 55.4mmHg，PO_2 89mmHg，Na^+ 146mmol/L，K^+ 3.11mmol/L，Ca^{2+} 1.08mmol/L，Cl^- 108mmol/L，Lac 0.3mol/L，SBE 3.4mmol/L，HCO_3^- 22.9mmol/L，Ag 15.6mmol/L，FiO_2

80%，提示呼吸性酸中毒，PaO$_2$/FiO$_2$ 值 111。行心肺超声检查（图 14-23、图 14-24）。

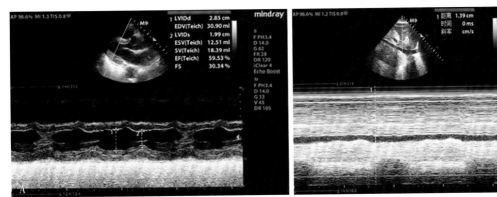

图 14-23　2 月 28 日彩超

各房室腔大小正常，EF 60%，FS 30%，瓣膜形态及启闭活动正常，下腔静脉 1.39cm，呼吸变异度＜ 50%。

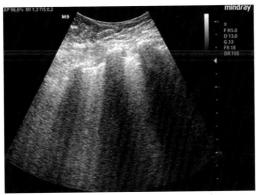

图 14-24　2 月 28 日肺部彩超

双侧胸膜增厚，连续性中断，胸膜下可见组织碎片征，双肺可见弥漫融合 B 线。

　　入 ICU 后，完善患者相关检查，结合上述病史及理化检查结果，诊断为"ARDS、新冠肺炎"。继续抗感染、止咳化痰、减轻全身炎性反应、预防消化道出血、维持水电解质平衡、营养支持等治疗。机械通气期间，实行"小潮气量，保护性肺通气"策略，严密监测呼吸力学变化，维持气道平台压力 ≤ 30cmH$_2$O，驱动压 ≤ 15cmH$_2$O，氧合改善不佳时进行肺复张评估，可考虑肺复张及俯卧位通气。由于患者病情严重，无法外出行胸部 CT 评估肺部病变严重程度，遂定期行床旁心肺超声评估患者容量反应性及肺实变程度。

　　3 月 2 日，患者双侧胸部膨隆，可触及颈、锁骨上、前胸壁有皮下捻发感，立即行床旁肺部超声：双中上肺部位未见胸膜滑动征，可见"条码"征，双上肺的肺点在锁骨中线内侧 0.5cm 左右。立即行"双侧胸腔穿刺闭式引流"，操作顺利，双侧水封瓶内可见气体逸出，水柱波动明显（图 14-25）。定时复查肺部超声，评估肺复张程度。

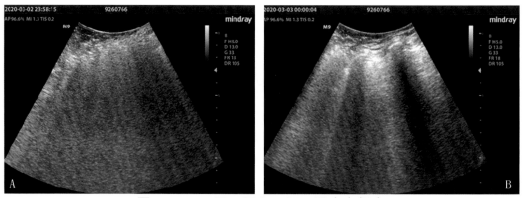

图 14-25　3 月 2 日和 3 月 3 日床旁超声

双肺可见胸膜滑动征，双肺可见弥漫融合 B 线，局部可见组织征，未见积液。

3 月 4 日，患者生命体征恶化，SpO_2 80% 左右（FiO_2 100%）。复查血气：pH 值 7.17，PCO_2 119.2mmHg，PO_2 47mmHg，Na^+ 140mmol/L，K^+ 4.01mmol/L，Ca^{2+} 0.99mmol/L，Cl^- 88mmol/L，Lac 3.0mol/L，SBE 12.9mmol/L，HCO_3^- 41.6mmol/L，Ag 10.5mmol/L，FiO_2 100%，严重呼吸性酸中毒，PaO_2/FiO_2 值 47，肺部超声显示肺部病变较前进展明显，提示患者预后不佳（图 14-26）。

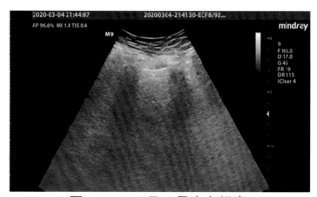

图 14-26　3 月 4 日床旁超声

双肺可见胸膜滑动征减弱，胸膜不光滑，双肺可见弥漫融合 B 线，未见积液。

3 月 5 日，患者出现顽固性低氧血症，严重呼吸性酸中毒，经抢救无效死亡。

（余文惠　徐亮　崔新伍）

第五节 典型案例（五）

患者男，47 岁，因"间断发热、咳嗽、胸闷 3d"于 2020 年 1 月 25 日前来就诊。

既往史：有肾积水手术史。否认高血压、糖尿病、心脏病病史，否认肝炎、结核病病史；否认食物及药物过敏史。

体格检查：体温 38℃，HR 98 次 /min，RR 21 次 /min，BP 137/75mmHg。神清，自行步入诊室，慢性病容，皮肤巩膜无黄染，浅表淋巴结未及肿大，颈软，无抵抗，咽部充血，双侧扁桃体无肿大，口唇无发绀，双肺呼吸音粗，双肺可闻及少许湿啰音，未及哮鸣音，HR 98 次 /min，律齐，未及病理性杂音，腹平，肝脾肋下未及，无压痛及反跳痛，双下肢无水肿，四肢肌力、肌张力正常，病理征未引出。

辅助检查：门诊胸部 CT 提示两肺见散在斑片状、片絮状磨玻璃样高密度模糊影，考虑两肺感染性病变（病毒性肺炎可能），建议治疗后复查。遂以"病毒性肺炎"收治入院。

入院后立即完善相关理化检查，结果如下。

降钙素原（PCT）检测 0.214ng/mL，全血细胞计数五分类 +CRP 检测：全血 CRP 测定 31.88mg/L、白细胞计数 4.50×10^9/L、红细胞计数 5.69×10^{12}/L、血红蛋白测定 163.00g/L、血小板计数 162.00×10^9/L、中性粒细胞百分率 70.20%、淋巴细胞百分率 21.80%、中性粒细胞计数 3.16×10^9/L、淋巴细胞计数 0.98×10^9/L。肝肾功能、血糖、电解质、呼吸道病原体九联均正常，新型冠状病毒核酸检测阳性。

结合患者理化检查，明确诊断为新冠肺炎。入院当日开始给予莫西沙星预防细菌感染、奥司他韦抗病毒治疗，予血必净清除炎性介质以及止咳、祛痰等对症处理，加强营养支持，提高免疫力，行床旁经鼻高流量氧疗（HFNC）维持氧合（FiO$_2$ 30%，流量 45L/min）。

入院后，患者病情逐渐加重，精神差，食欲不佳，胸闷气喘无缓解，活动后明显加重，偶有干咳，无痰。经鼻高流量氧疗参数逐渐提高以维持基本氧合。其间因患者无法脱离 HFNC，因此未外出行影像学检查。

2 月 11 日，患者呼吸困难明显加重，HFNC 无法维持 SpO$_2$，转为无创机械通气（NIV）辅助通气，但患者诉难以耐受，遂转入 ICU 继续治疗。转入 ICU 时患者神清，焦虑，呼吸窘迫，无法言语。心电监护 HR 85 次 /min，BP 190/120mmHg，RR 40 次 /min，

SpO₂ 62%。查体：神清，精神差，唇甲发绀，床旁肺部超声可见明显 B 线，心律齐，腹平软，无压痛及反跳痛，双下肢不肿，肌力、肌张力无明显异常。急查动脉血气：pH 值 7.47，PCO₂ 38.6mmHg，PO₂ 60mmHg，Na⁺ 134mmol/L，K⁺ 4.03mmol/L，Ca²⁺ 1.06mmol/L，Cl⁻ 96mmol/L，Lac 2.0mol/L，SBE 4.4mmol/L，HCO₃⁻ 28.1mmol/L，Ag 10.1mmol/L，FiO₂ 95%，PaO₂/FiO₂ 值 63，提示呼吸性碱中毒，高乳酸血症。经患者同意后，再次尝试 NIV（S/T 模式，IPAP 14cmH₂O，EPAP 7cmH₂O，FiO₂ 95%）。30min 后，患者示意症状较前好转，能耐受无创机械通气辅助通气，心电监护 HR 79 次 /min，BP 150/98mmHg，RR 30 次 /min，SpO₂ 92%。

入 ICU 后，完善相关检查，结果如下。

全血细胞计数五分类 +CRP 检测：全血 CRP 测定 31.01mg/L、白细胞计数 17.01×10⁹/L、红细胞计数 4.95×10¹²/L、血红蛋白测定 140.00g/L、血小板计数 300.00×10⁹/L、中性粒细胞百分率 94.90%、淋巴细胞百分率 1.60%、中性粒细胞计数 16.14×10⁹/L、淋巴细胞计数 0.28×10⁹/L。生化全套 32 项：白蛋白 30.8g/L、丙氨酸氨基转移酶 505.4U/L、天门冬氨酸氨基转移酶 133.1U/L、碱性磷酸酶 204.0U/L、半胱氨酸蛋白酶抑制剂 C 1.39 mg/L、总胆固醇 6.42 mmol/L、甘油三酯 2.44mmol/L、低密度脂蛋白胆固醇 4.74mmol/L。心肌酶 4 项：肌酸激酶 MB 同工酶 21.3U/L、乳酸脱氢酶 358.3U/L、α–羟丁酸脱氢酶 270.4U/L，降钙素原（PCT）检测 0.292 ng/mL。

结合上述病史及理化检查，诊断为"ARDS、新冠肺炎"。继续抗感染、止咳化痰、减轻全身炎性反应、预防消化道出血、营养支持等治疗，由于患者无法脱离 NIV，无法定期外出行胸部 CT 评估肺部病变严重程度，遂定期行床旁心肺超声评估患者容量反应性及肺实变程度（图 14–27）。

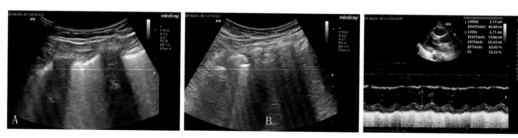

图 14-27 2月 11 日入 ICU 时床旁心肺超声

心肌收缩可，EF 64%，右心房不大，瓣膜未见赘生物，下腔静脉 1.84cm，呼吸变异度 < 50%，双侧胸膜增厚，连续性中断，胸膜下可见少许碎片征，双侧上、下蓝点及腋下近膈肌处可见弥漫 B 线，双侧胸腔未见积液。

ICU 治疗期间，床旁指导患者正确呼吸，减少人机对抗，必要时使用镇静剂降低患者氧耗，患者 NIV 参数逐步下降，2 月 19 日，患者脱离 NIV，改为 HFNC 治疗（FiO_2 60%，流量 48L/min），患者氧合可，生命体征稳定。

2 月 28 日，患者意识清楚，诉胸闷气喘明显好转，但活动后气喘加重，食欲稍差。持续 HFNC（FiO_2 30%，流量 30L/min）。床旁心电监测：HR 117 次 /min，BP 112/78mmHg，SpO_2 97%，RR 28 次 /min。经评估，患者能耐受外出检查，遂行胸部 CT 检查（图 14-28、图 14-29）。

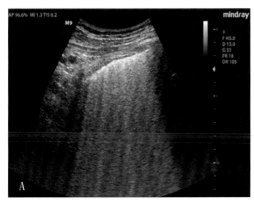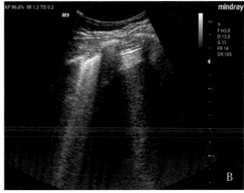

图 14-28　2 月 28 日床旁超声

心肌收缩可，EF 52%，右心房不大，瓣膜未见赘生物，下腔静脉 1.5cm，呼吸变异度＜ 50%，双肺可见胸膜滑动征，双侧上、下蓝点，后蓝点及腋中线近膈肌点处可见 B 线融合成片，但较入科时减少，双侧上蓝点近胸膜处可见散在碎片征，胸膜凹凸不平，双肺未见积液。结合病情考虑有间质性病变。

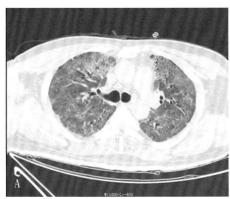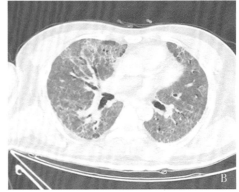

图 14-29　2 月 28 日胸部 CT

两肺见多发斑片状、片絮状磨玻璃样高密度模糊影，两肺透亮度减低，气管及主支气管尚通畅。考虑两肺感染性病变。

3月10日，改以鼻导管吸氧（2L/min），患者意识清楚，无发热，无明显胸闷，间断咳嗽，干咳为主，仍有气喘，活动后加重。心电监测：HR 120 次 /min，BP 138/72mmHg，SpO$_2$ 93%，各项理化检查无明显异常，5 次新型冠状病毒核酸检测均为阴性。再次外出行肺部 CT 检查（图 14-30、图 14-31）。

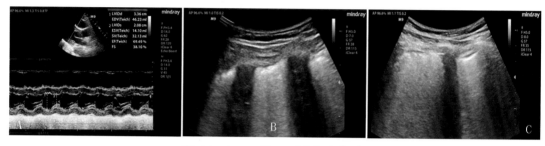

图 14-30　3 月 10 日床旁超声

心肌收缩可，EF 69%，右心房不大，瓣膜未见赘生物，下腔静脉 1.48cm，呼吸变异度 < 50%，全肺可见弥漫融合的 B 线，未见明显 A 线，双侧上蓝点近胸膜处可见散在"碎片"征，胸膜凹凸不平，双肺未见积液。

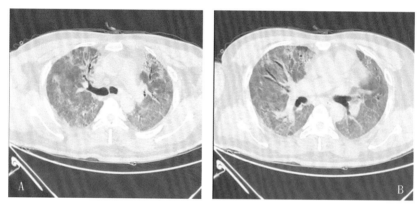

图 14-31　3 月 10 日胸部 CT

A—两肺可见弥漫性斑片状模糊影，两肺透亮度减低，气管及主支气管尚通畅；B—两侧胸膜增厚粘连。

3月14日，按武汉市新冠肺炎疫情防控指挥部安排转外院继续治疗。

（陈绪池　徐亮　崔新伍）